Garba Sadiq Uthman
Arebai Eneyi Promise
Abubakar Asabe Ali

Tempo de reação do Arduino como meio de avaliar o abuso de codeína

Garba Sadiq Uthman
Arebai Eneyi Promise
Abubakar Asabe Ali

Tempo de reação do Arduino como meio de avaliar o abuso de codeína

O consumo abusivo de xaropes para a tosse contendo codeína altera o tempo de reação dos consumidores

Imprint

Any brand names and product names mentioned in this book are subject to trademark, brand or patent protection and are trademarks or registered trademarks of their respective holders. The use of brand names, product names, common names, trade names, product descriptions etc. even without a particular marking in this work is in no way to be construed to mean that such names may be regarded as unrestricted in respect of trademark and brand protection legislation and could thus be used by anyone.

Cover image: www.ingimage.com

This book is a translation from the original published under ISBN 978-620-2-05609-0.

Publisher:
Sciencia Scripts
is a trademark of
Dodo Books Indian Ocean Ltd. and OmniScriptum S.R.L publishing group

120 High Road, East Finchley, London, N2 9ED, United Kingdom
Str. Armeneasca 28/1, office 1, Chisinau MD-2012, Republic of Moldova, Europe
Printed at: see last page
ISBN: 978-620-8-03205-0

Índice:

Capítulo 1   2

Capítulo 2   23

Capítulo 3   48

Capítulo 4   77

Capítulo 5   85

Capítulo 1

Definições de terminologias

- Abstinência: Abster-se de continuar a consumir drogas

- Acetaminofenos: Analgésicos (por exemplo, Tylenol) utilizados para tratar dores de cabeça, dores musculares, dores de cabeça, etc.

- ACOA: Um grupo de apoio para filhos adultos de alcoólicos

- Viciado: Um termo estigmatizante de calão para um indivíduo com um distúrbio de dependência

- Avaliação da dependência: Uma forma de determinar a prevalência da dependência química num cliente ou a extensão da sua dependência (considera factores sociológicos, psicológicos, físicos, familiares, etc.)

- Conselheiro em matéria de toxicodependência: Um tipo de prestador de serviços de tratamento da toxicodependência. Os conselheiros podem ter diferentes títulos e níveis de educação e formação exigidos, consoante o local onde exercem a sua atividade. Por exemplo, em diferentes estados, estes prestadores podem ser conhecidos como conselheiros em matéria de toxicodependência (SACs), conselheiros credenciados em matéria de alcoolismo e toxicodependência (CASACs) ou conselheiros certificados em matéria de álcool e drogas (CADCs). Normalmente, prestam aconselhamento individual e em grupo, mas não são profissionais de saúde e não podem fornecer a medicação necessária para tratar algumas formas de dependência e outros problemas de saúde.

- Dependência Drogas ilegais/ilícitas: Drogas cuja produção, utilização e venda são ilegais

- Médico de Medicina da Dependência: Um médico certificado em alguma especialidade (por exemplo, medicina familiar, pediatria, neurologia) e que tem formação especializada no diagnóstico, tratamento e gestão da toxicodependência. Normalmente, não efectuam terapia ou aconselhamento específico para as dependências, mas podem trabalhar em colaboração com outros prestadores de cuidados de saúde que o façam.

- Psiquiatra de Dependências: Um médico que é certificado como psiquiatra e que tem formação especializada no diagnóstico, tratamento e gestão de dependências. Os psiquiatras de dependências podem fazer terapia, embora a maioria dê ênfase aos medicamentos e trabalhe em colaboração com assistentes sociais, psicólogos ou conselheiros que fazem as terapias individuais, de grupo ou familiares.

- Tratamento da toxicodependência: Tem como objetivo reduzir a dependência

- Dependência: Uma doença complexa do cérebro e do corpo, frequentemente de natureza crónica, que envolve o consumo contínuo e compulsivo de uma ou mais substâncias, apesar das graves consequências para a saúde e a sociedade. A toxicodependência perturba as regiões do cérebro responsáveis pela recompensa, motivação, aprendizagem, discernimento e memória. Prejudica vários sistemas do corpo, bem como as famílias, as relações, as escolas, os locais de trabalho e os bairros.

- Dependência: Uma atividade repetida que causa continuamente danos a si próprio ou a outros (por exemplo, a presença contínua de uma substância na corrente sanguínea).

- Personalidade aditiva: Um traço ou traços que se desenvolvem em resposta ao consumo de drogas

- Reação adversa: Uma reação prejudicial a um medicamento (não a reação desejada)

- Afinidade: A força que um medicamento tem que lhe permite ligar-se ao seu recetor

- Idade de início: A idade em que se iniciou o comportamento aditivo; um fator importante na avaliação da dependência

- Agonista: Um medicamento que ativa um recetor no cérebro

- Alcoólicos Anónimos (AA): Um programa voluntário que tem como objetivo ajudar alcoólicos com recuperação e sobriedade continuada

- Alcalóides: Compostos orgânicos produzidos por plantas que são os ingredientes activos de muitos medicamentos

- Anfetamina: Um estimulante comportamental; também conhecido como "pep pills

- Analgésico: Medicamento destinado a tratar a dor

- Antagonista: Uma substância que pode anular os efeitos de outra (uma droga que não provoca uma resposta)

- AOD: Significa (Álcool e outras drogas)

- AODA: Significa (Alcohol and Other Drug Abuse)

- Aspirina: Um agente anti-inflamatório utilizado para o alívio da dor

- Avaliação: Uma avaliação do historial médico, psicológico e de consumo de substâncias de uma pessoa, do seu estado de saúde atual, dos sintomas de dependência, da potencial síndrome de abstinência e das condições de saúde conexas. Esta avaliação ajuda a formular um plano de tratamento. Deve ser efectuada por um profissional de saúde qualificado.

- Barbiturato: Uma classe de compostos sedativos-hipnóticos que estão quimicamente relacionados através de uma estrutura de anel de seis membros

- Saúde comportamental: O termo "saúde comportamental" é frequentemente utilizado em vez do termo "saúde mental" para distinguir a saúde mental e a toxicodependência de outras condições de saúde física.

- Benzodiazepina: Grupo de depressores utilizados para induzir o sono, prevenir convulsões, produzir sedação, aliviar a ansiedade e os espasmos musculares, etc.

- Biodisponibilidade: A capacidade de um medicamento entrar no organismo

- Biofeedback: Utilização de sinais para controlar processos fisiológicos que são normalmente involuntários

- Nível/Concentração de álcool no sangue: O nível de concentração de álcool na corrente sanguínea (expresso em percentagem do peso)

- Intervenção breve: As intervenções breves são fornecidas por um prestador de cuidados de saúde qualificado a indivíduos que apresentam resultados positivos no rastreio do consumo de substâncias de risco, de algumas formas de abuso de substâncias e da dependência da nicotina. Ajudam os doentes a reduzir o consumo, fornecendo informações sobre a extensão e os efeitos das substâncias, reforçando a motivação para mudar de comportamento e oferecendo recomendações sobre a forma de o fazer. As intervenções breves podem ser efectuadas cara a cara, por telefone ou através de feedback informatizado ao indivíduo. Uma intervenção é considerada "breve" quando envolve apenas 1-3 sessões ou dura 5-15 minutos.

- Buprenorfina: Um opióide agonista parcial semi-sintético derivado da baina; utilizado para o alívio da dor (por exemplo, Buprenex)

- Cafeína: Um alcaloide que actua como diurético e estimulante (encontrado no café, chá, etc.)

- Carcinogéneo: Um agente químico causador de cancro

- Gestão de casos: Ligação de indivíduos a serviços e recursos de apoio (incluindo apoio mútuo, apoio familiar e de pares e outros serviços necessários, como habitação, emprego, cuidados infantis, etc.) para facilitar a gestão da doença.

- Factores Causais: Várias condições antecedentes que levam a problemas individuais de dependência química (por exemplo, condicionamento, ambiente, genética, etc.)

- Efeito de teto: Ocorre quando a dosagem de buprenorfina é aumentada para além dos níveis máximos e não se registam diferenças

- Centro de Tratamento do Abuso de Substâncias (CSAT): Promove serviços de tratamento de abuso de substâncias baseados na comunidade

- Sistema Nervoso Central (SNC): O cérebro e a medula espinal

- Conselheiro certificado em dependência química (CCDC): Gerencia clientes em programas de dependência química para ajudar na recuperação de vícios

- Cirrose: Doença hepática crónica

- Escala Clínica de Retirada de Opiáceos (COWS): Utilizada para determinar a gravidade da abstinência de opiáceos

- Codeína: O agente sedativo para o alívio da dor contido no ópio.

- Xaropes para a tosse que contêm codeína (CCCS): são os xaropes para a tosse que contêm codeína para suprimir a tosse. Exemplos incluem benylin com codeína, parkalin com codeína, novalyn com codeína, emzolyn com codeína, etc.

- Co-dependência: O sofrimento de um familiar ou amigo que resulta dos efeitos secundários da sua dependência; ocorre quando uma pessoa assume a responsabilidade pelos actos de outra e a ajuda a evitar enfrentar os seus problemas diretamente para manter a relação.

- Deficiência cognitiva: refere-se a uma distorção ou perturbação cognitiva. Qualquer caraterística que distorça o processo de cognição é designada por deficiência cognitiva.

- Perna fria: Abandonar abruptamente uma droga por opção para tentar deixar de a consumir a longo prazo

- Medicamentos de prescrição comummente utilizados de forma incorrecta: Os medicamentos de prescrição comummente utilizados indevidamente incluem barbitúricos, benzodiazepinas e medicamentos para dormir, analgésicos à base de opiáceos e morfina, anfetaminas e medicamentos para a perturbação de défice de atenção e hiperatividade (PHDA). Esta lista fornece exemplos dos seus nomes comerciais e de rua, como são administrados, os seus efeitos, riscos para a saúde e outras informações. Ver a lista completa.

- Produtos de álcool e nicotina comummente utilizados: Para obter uma lista de produtos de álcool, nicotina e tabaco comummente utilizados, clique aqui.

- Drogas ilegais de uso comum: As drogas ilícitas de uso corrente incluem a marijuana, a heroína, a cocaína, as anfetaminas, as metanfetaminas e as club drugs. Esta lista fornece exemplos de

os seus nomes comerciais e de rua, o modo como são administrados, os seus efeitos, os riscos para a saúde e outras informações. Ver lista completa.

- Compulsão: Um comportamento físico que uma pessoa repete involuntariamente e que pode ser prejudicial (por exemplo, uma dependência)

- Comportamentos compulsivos: Um conjunto de acções em que um indivíduo se envolve repetidamente de forma não saudável, por exemplo, o consumo de substâncias, o jogo, o sexo, a alimentação e a utilização de dispositivos tecnológicos como os jogos de vídeo, a televisão e a Internet. Existem algumas provas de que os mesmos circuitos cerebrais que estão envolvidos na dependência de substâncias também podem estar envolvidos noutros comportamentos compulsivos ou naquilo a que por vezes se chama "Dependências comportamentais".

- Condicionamento: Uma mudança de comportamento que resulta de uma associação entre eventos

- Desejo: Um desejo forte e poderoso por uma substância; um sintoma das adaptações anormais do cérebro que resultam da dependência

- Intervenção em situações de crise: A ação tomada quando os recursos habituais de sobrevivência representam uma ameaça para o funcionamento individual ou familiar

- Dependência cruzada: A capacidade de uma droga para prevenir os sintomas de abstinência da dependência física de outra droga

- Tolerância cruzada: Ocorre quando a tolerância de uma pessoa a uma droga resulta numa menor resposta a outra

- D.O.C.: Significa droga de eleição.

- Negação: O facto de uma pessoa não admitir ou não se aperceber da sua dependência ou não reconhecer e aceitar os danos que esta pode causar

- Depressores: Sedativos que actuam no SNC (por exemplo, para tratar a ansiedade, a tensão arterial elevada, a tensão, etc.)

- Depressão: Um dos tipos mais frequentes de angústia resultante da toxicodependência; uma estado de tristeza que implica a incapacidade de concentração, inatividade, etc.

- Desintoxicação (Detox): O processo de remoção de uma substância tóxica (por exemplo, uma droga) do corpo

- Gestão da doença: Um processo através do qual as pessoas com doenças crónicas de longa duração trabalham com os prestadores de cuidados de saúde para manter a sua saúde e funcionamento. Pode incluir medicamentos e/ou terapias para garantir que os doentes permanecem livres de sintomas e que são tratados outros problemas de saúde e as necessidades nutricionais e de exercício do doente. A gestão da doença pode melhorar a capacidade de funcionamento de um indivíduo, suprimir os sintomas, prevenir o desenvolvimento de outros problemas de saúde e reduzir as recaídas.

- Modelo de doença: Uma teoria do alcoolismo que considera a dependência uma doença e não um problema social ou psicológico.

- Doença: Uma condição que apresenta sintomas clinicamente significativos e que frequentemente tem uma causa conhecida

- Compra de médicos: Ocorre quando um paciente solicita cuidados simultaneamente a vários médicos sem o seu conhecimento, de modo a receber maiores quantidades de medicamentos

- Dopamina: Um químico produzido naturalmente pelo corpo; funciona no cérebro como um neurotransmissor para proporcionar sensações de bem-estar

- Depressores: Outro nome para os depressores; estas drogas podem causar mau humor (por exemplo, álcool, barbitúricos, tranquilizantes, etc.).

- Medicamento: Uma substância química que, quando ingerida no corpo, reage com receptores específicos para provocar um efeito farmacológico no corpo. De acordo com Stedman (2014), uma droga é qualquer substância que não seja um alimento e que, quando inalada, injectada, fumada, consumida, absorvida através de um adesivo na pele ou dissolvida debaixo da língua, provoca uma alteração fisiológica no organismo.

- Abuso de drogas: O termo abuso é empregue quando uma substância ou uma droga é utilizada para fins não médicos, a fim de utilizar os seus efeitos de alteração da mente. Por conseguinte, a toxicodependência refere-se à utilização de uma determinada droga por razões não médicas. A toxicodependência ou abuso de substâncias é uma autoadministração excessiva e persistente de uma droga, sem ter em conta os padrões médica ou culturalmente aceitáveis (Haladu, 2003). Também se diz que se abusa de uma substância ou de uma droga quando a sua utilização não é farmacologicamente necessária, especialmente quando é utilizada face a uma proibição legal (Odejide, 2000).

- Uso indevido de drogas: O uso de uma droga não especificamente recomendada ou prescrita quando existem alternativas mais práticas; quando o uso de drogas coloca o utilizador ou outros em perigo

- Tolerância a drogas: Um estado progressivo de diminuição da reatividade a uma droga

- DSM-IV: O manual mais frequentemente utilizado para diagnosticar perturbações mentais

- Duplo diagnóstico: Estado dos doentes mentais quando também são dependentes de qualquer droga que altera a mente

- DUI: Significa (condução sob influência) (de álcool ou de outra substância ilícita que prejudique a capacidade de condução)

- DWI: Significa (driving while intoxicated) (condução em estado de embriaguez)

- Disforia: O oposto de euforia

- Disinergia: Tendência de uma dependência para provocar outra (por exemplo, drogas de passagem); tendência de uma pessoa toxicodependente para combinar substâncias

- Capacitação: Ajudar uma pessoa toxicodependente a fazer coisas que ela pode ou deve fazer por si própria; provoca a progressão da doença

- Opióide endógeno: Os opióides que o corpo produz naturalmente para nos ajudar a tolerar a dor

- Endorfinas: Substâncias semelhantes ao ópio produzidas pelo cérebro; analgésicos naturais

- Etanol: O tipo de bebida (etílico) do álcool

- Euforia: Um estado agradável de consciência alterada; uma das razões para a preferência de um comportamento ou substância aditiva em relação a outro

- Tratamento baseado em evidências: Abordagens de tratamento validadas cientificamente

- Excipiente: Uma substância inativa adicionada a um medicamento para ajudar a ligar o ingrediente ativo

- Síndrome alcoólica fetal (SAF): Malformações/anomalias congénitas em bebés de mães alcoólicas ou que abusam do álcool

- Síndrome Fetal da Droga (FDS): Malformações/anormalidades congénitas em bebés de mães toxicodependentes

- Food and Drug Administration (FDA): Administra leis federais relativas, por exemplo, à segurança e eficácia dos medicamentos

- Hábito: Um termo desatualizado para vício/dependência física

- Alucinogénio: Substância química que distorce as percepções, resultando por vezes em delírios ou alucinações

- Redução de danos: Frequentemente a primeira fase do tratamento da dependência; reduzir a terapia em vez de parar o comportamento-alvo

- Heroína: Um agonista opiáceo completo

- Hidrocodona: Um analgésico narcótico eficaz desenvolvido inicialmente como um medicamento para a tosse

- Indução: Fase inicial do tratamento com buprenorfina

- Inflação: A tendência de um comportamento de dependência para aumentar lenta mas seguramente a sua frequência

- Intoxicação: Estado de estar drogado ou envenenado; resulta do abuso de álcool, barbitúricos, drogas tóxicas, etc.

- Atividade intrínseca: A medida em que um fármaco ativa um recetor

- Drogas legais: Drogas do quotidiano que não se destinam a uso médico (por exemplo, álcool, cafeína, hidratos de carbono, nicotina, etc.)

* Manutenção

* Manutenção: Estabilização de um doente que está indefinidamente a tomar a dose eficaz mais baixa de um medicamento

* Modelo médico: Uma teoria da toxicodependência que considera a toxicodependência um problema médico e não social

* Metabolismo (de medicamentos): As reacções químicas e físicas levadas a cabo pelo organismo para preparar a execução de um fármaco

* Manutenção com metadona: A metadona é um opióide sintético que é utilizado como medicamento para reduzir os desejos e os sintomas de abstinência da dependência de opióides. No tratamento de manutenção, os doentes deslocam-se inicialmente a uma clínica ambulatória diariamente para receberem a medicação. Os medicamentos para levar para casa podem estar disponíveis para os doentes que conseguem parar de consumir álcool e outras drogas e demonstram uma maior estabilidade nas suas vidas. Para a maior parte dos casos de dependência grave ou prolongada de opiáceos, este é considerado o tratamento de eleição.

* Metadona: Um opiáceo de ação prolongada (produzido sinteticamente)

* Monoterapia: Terapia com um único medicamento

* Morfina: Um importante sedativo/alívio da dor encontrado no ópio

* Agonista Mu: Um fármaco que estimula a atividade fisiológica dos receptores celulares opióides mu

* Recetor opióide Mu: Recetor das células nervosas que medeia a dependência e a tolerância aos

opiáceos através da atividade induzida pela droga

- Programas de apoio mútuo de autoajuda que ajudam os indivíduos a gerir a sua saúde e a evitar a recorrência de sintomas de doença (por exemplo, Alcoólicos Anónimos, Narcóticos Anónimos e outros tipos de associações de 12 passos, Organizações Seculares para a Sobriedade, SMART Recovery, Mulheres para a Sobriedade), bem como programas de bem-estar para apoiar a saúde

- Naloxona: Um antagonista opiáceo que bloqueia os efeitos dos agonistas opiáceos

- Naltrexona: Um antagonista narcótico que bloqueia os efeitos dos opiáceos

- Narcótico: Uma droga que produz sono/sonolência e que também alivia a dor, embora seja potencialmente geradora de dependência

- Conselho Nacional de Examinadores de Dependência (NBAE): Fornece certificação para indivíduos no domínio da toxicodependência

- Reforço negativo: Comportamento repetitivo para evitar algo desagradável

- Neurotransmissor: A substância química natural que um neurónio liberta para comunicar com outro ou influenciá-lo

- Nicotina: O principal ingrediente ativo do tabaco, extremamente tóxico (provoca uma estimulação negativa do SNC)

- Não opióide: Um medicamento que não ativa os receptores opióides

- Obsessão: Um comportamento mental que uma pessoa repete involuntariamente e que pode ser prejudicial (por exemplo, (precisar) de uma bebida alcoólica)

- Utilização não indicada: Utilização de um medicamento aprovada pelo médico para outras utilizações que não as indicadas no seu rótulo

- Opiáceo: Os ingredientes naturais da papoila e os seus derivados (ópio, morfina, codeína e heroína)

- Opiáceos: A forma sintética do ópio

- Ópio: Uma das drogas mais populares; contida em relaxantes musculares, comprimidos para dormir e tranquilizantes

- Outros serviços necessários para resolver questões jurídicas, educativas, de emprego, de habitação, de parentalidade e de cuidados infantis que possam impedir a gestão da doença

- Tratamento em regime ambulatório: Um local de tratamento da toxicodependência onde o doente não tem de pernoitar. Os serviços são oferecidos num escritório ou numa clínica. Os serviços de tratamento ambulatório intensivo da toxicodependência são oferecidos com maior frequência - normalmente, numa base diária - do que os serviços ambulatórios tradicionais e destinam-se a doentes que necessitam de um contacto mais regular com os prestadores de cuidados de saúde.

- Medicamentos de venda livre: Medicamentos legais não sujeitos a receita médica

- Oxicodona: Um medicamento utilizado para o alívio de dores moderadas a fortes

- Analgésicos: Substâncias analgésicas (opióides e não opióides)

- Agonistas parciais: Ligam-se aos receptores e activam-nos em menor grau do que os agonistas totais

- As terapias farmacêuticas são prescritas por um médico, ou por outro profissional de saúde sob a supervisão de um médico, como parte de um plano de tratamento estabelecido e gerido pelo médico de uma pessoa.

- Terapia farmacêutica: A utilização de medicamentos para tratar a dependência que actua de uma das seguintes formas Reduzir os desejos e os sintomas de abstinência; Ajudar os doentes a funcionar melhor no dia a dia; Reduzir os efeitos compensadores; e Fornecer uma versão menos perigosa ou menos viciante da substância

- Farmacologia: Ramo científico que se ocupa do estudo dos medicamentos e das suas acções

- Dependência física: A adaptação fisiológica do corpo a uma substância

- Placebo: Uma substância sem elementos farmacológicos que pode provocar uma reação devido à mentalidade do doente

- Abuso de polissubstâncias: Abuso simultâneo de mais de uma substância

- Síndrome de Retirada Pós-Aguda (PAWS): Sintomas de abstinência após a abstinência aguda inicial

- Síndrome de Retirada Precipitada: Pode ocorrer quando um doente que toma opióides totalmente agonistas toma um antagonista

- Medicamentos sujeitos a receita médica: Apenas disponíveis mediante pedido de um médico

- Fornecimento de uma versão menos perigosa ou menos viciante da substância

- Drogas psicadélicas: Produzem um estado mental intensamente prazeroso

- Droga psicoactiva: Uma substância que altera a mente e o comportamento

- Dependência psicológica: Compulsão de usar uma droga de base psicológica para obter prazer; pode levar ao uso indevido de drogas

- Psicofarmacologia: O estudo da forma como as drogas afectam a consciência, o humor, as sensações, etc.

- Terapia psicossocial: A terapia psicossocial inclui tipos específicos de terapias individuais, de casais, familiares e de grupo que demonstraram ajudar os indivíduos a melhorar as suas capacidades de lidar com a situação, a navegar em situações de alto risco, a evitar estímulos para consumir substâncias, a controlar os desejos, a lidar com lapsos, a aumentar a sua motivação para mudar de comportamento, a encorajar a participação em reuniões de autoajuda ou a alterar os ambientes para reduzir as pressões para consumir. As terapias psicossociais são ministradas por profissionais clínicos altamente qualificados.

• Droga psicotrópica: Qualquer droga que actue sobre a experiência psíquica ou o comportamento do humor de uma pessoa

• Desintoxicação rápida: Desintoxicação assistida por anestesia (injeção de doses elevadas de um antagonista dos opiáceos, seguida de uma infusão de naloxona)

• Recetor: Proteína na membrana ou no citoplasma de uma célula-alvo com a qual um fármaco interage

• Reincidência: Regresso de uma pessoa a um comportamento negativo (recaída) (por exemplo, consumo de droga)

• Taxas de recuperação: A percentagem de pessoas toxicodependentes submetidas a tratamento que se mantêm em abstinência no primeiro ano

• Recuperação: Redução ou cessação da toxicodependência; frequentemente seguida de uma viragem na vida pessoal através de um ambiente de apoio

• Reduzir os desejos e os sintomas de abstinência

• Reduzir os efeitos de recompensa

• Reabilitação: Termo utilizado para referir a mudança de comportamentos de indivíduos com a doença da toxicodependência, com o objetivo de alcançar a abstinência e encorajar outros comportamentos socialmente aceitáveis. Não existe uma definição padrão para reabilitação, e é importante garantir que seja oferecido um tratamento da dependência baseado em provas.

- Prevenção de recaídas: Um processo terapêutico que interrompe crenças e comportamentos que resultam em disfunção do estilo de vida

- Recaída: Regresso a um estado de doença após um período em que se esteve saudável, "livre de doença", sem

sintomas, ou num estado de remissão. No que diz respeito ao consumo de substâncias, a maioria dos especialistas considera que qualquer consumo de álcool, tabaco ou drogas após várias semanas sem consumir (abstinência) é uma "recaída". Alguns especialistas utilizam o termo "deslize" para se referirem a quando uma pessoa regressa ao consumo de substâncias por um curto período de tempo, mas depois regressa à abstinência.

- Recaída: Recorrência dos sintomas após um período de sobriedade ou de cessação do consumo de drogas

- Remissão: Um período sem sintomas

- Tratamento residencial: Um local de tratamento da toxicodependência em que os doentes vivem fora de casa, normalmente durante várias semanas ou meses, numa instalação que oferece tratamento mas não cuidados hospitalares. Nestes programas, os serviços de um médico ou psicólogo podem ser limitados.

- Tolerância invertida: Quando uma dose mais baixa de um fármaco produz o mesmo efeito desejado ou observado que anteriormente só resultava com doses mais elevadas

- Fator de risco: Uma influência biológica, psicológica ou ambiental que pode aumentar a probabilidade de um

de ter uma doença como a toxicodependência. Os exemplos incluem a herança de genes associados à toxicodependência, um historial familiar de toxicodependência, a exposição a abusos físicos ou sexuais ou outros traumas, certos traços de personalidade e doenças mentais concomitantes, como a ansiedade e a depressão.

- Consumo de risco de substâncias: O consumo de tabaco, álcool ou outras drogas de forma a ameaçar a saúde e a segurança do utilizador e/ou de outros, mas que não satisfaz os critérios clínicos para uma perturbação de substâncias. O consumo de risco inclui o consumo de substâncias por menores, o consumo de bebidas alcoólicas para além das normas sanitárias, o consumo de tabaco/nicotina, o consumo indevido de medicamentos sujeitos a receita médica e o consumo de drogas ilegais.

- Rastreio: Instrumento de medição da extensão da toxicodependência (por exemplo, questionário de auto-preenchimento/avaliação da história de vida)

- Grupo de autoajuda: Grupo de indivíduos que lidam com problemas semelhantes e que se reúne para se apoiar mutuamente e partilhar informações úteis (por exemplo, AA)

- Efeitos secundários: Efeitos secundários de um medicamento; estes são normalmente indesejáveis

- Negação social: A negação pela sociedade do valor histórico do prazer induzido pelas drogas e euforia

- Estabilização: O processo de remoção segura de substâncias viciantes do corpo. A estabilização assistida por médicos, também designada por desintoxicação, tem como objetivo reduzir o desconforto e os potenciais danos físicos dos indivíduos que estão a sofrer de abstinência. O processo de estabilização requer frequentemente a assistência de profissionais médicos e pode envolver a utilização de terapias farmacêuticas para orientar as pessoas em segurança durante a abstinência. A estabilização é um pré-requisito importante e muitas vezes necessário para um tratamento eficaz da toxicodependência aguda, mas não constitui por si só um tratamento.

- Modelo das Fases da Mudança: Um quadro para compreender o processo de mudança de comportamento das pessoas que estão a pensar mudar um comportamento indesejado, como o consumo de substâncias. O modelo identifica uma série de 5 fases através das quais as pessoas progridem à medida que mudam de comportamento. É frequentemente utilizado para compreender a mudança de comportamento relacionada com o consumo de substâncias. As 5 fases incluem: Pré-contemplação; Contemplação; Preparação; Ação; e Manutenção.

- Esteróides: Um grupo de álcoois cíclicos, sólidos e insaturados (por exemplo, colesterol)

- Estimulante: Drogas que actuam no SNC, provocando alerta, excitação e vigília

- Straight-Edge: Termo para pessoas que não consomem drogas

- Sublingual: Medicamentos que entram no sangue através das membranas debaixo da língua

- Abuso de substâncias (dependência química): Um padrão mal-adaptativo de uso recorrente de substâncias que leva a um prejuízo ou sofrimento que é clinicamente significativo. Refere-se a uma perturbação menos grave do consumo de álcool ou de drogas, em que o consumo de substâncias causa angústia e problemas. No entanto, o problema não progrediu para a dependência, que é uma forma mais grave da perturbação.

- Dependência de substâncias:

- Perturbações do uso de substâncias: Este é o termo clínico utilizado para descrever problemas relacionados com substâncias, incluindo o abuso e a dependência de substâncias.

- Serviços de apoio: Embora não sejam considerados tratamento, estes serviços podem ser úteis para promover e apoiar resultados saudáveis quando utilizados em conjunto com o tratamento clínico e a gestão da doença. Estas reuniões constituem redes mundiais gratuitas que oferecem aconselhamento e apoio. Os serviços de apoio incluem:

- Sinergismo: O maior efeito que resulta da toma simultânea de mais do que um medicamento

- Sintético: Não ocorre naturalmente

- Comunidade terapêutica: Um ambiente sem drogas altamente estruturado que, na maioria das vezes, envolve um tratamento residencial a longo prazo (6 meses ou mais). Baseada em princípios de apoio mútuo, uma comunidade terapêutica incorpora técnicas de modificação do comportamento, educação ou formação profissional e tarefas residenciais. Esta abordagem tem por objetivo ressocializar o residente para um estilo de vida sem substâncias e sem crime, através da influência dos pares, da responsabilidade pessoal, da comunicação honesta, de uma vida saudável e da formação de competências. O aspeto de apoio mútuo das comunidades terapêuticas funciona numa base hierárquica; os residentes que estão envolvidos no programa há mais tempo dão apoio e servem de modelo para os residentes mais recentes. Embora estas comunidades tenham sido historicamente programas altamente conflituosos, muitas adaptaram-se agora para tratar populações de toxicodependentes mais vulneráveis, incluindo as que sofrem de doenças mentais graves, os sem-abrigo, os adolescentes, as mulheres com traumas e as pessoas encarceradas.

- Comunidade terapêutica: Um ambiente onde pessoas com problemas semelhantes se podem encontrar para se apoiarem mutuamente na sua recuperação

- Dependência terapêutica: Tendência dos doentes para demonstrarem comportamentos de procura de droga por recearem os sintomas de abstinência

- Terapia: Um termo geral utilizado para designar a terapia psicossocial, excluindo a terapia farmacêutica.

- Titulação: O ajuste gradual da quantidade de um medicamento

- Tolerância: Condição em que é preciso aumentar o uso de uma droga para que ela tenha o mesmo efeito

- Toxicidade: Um grau de envenenamento

- Tranquilizantes: Um tipo de medicamento que pode ajudar a aliviar os sintomas de psicose grave

- TRATAMENTO: Um termo geral utilizado para designar a terapia psicossocial que envolve aconselhamento individual, de casais, familiar ou de grupo, ou psicoeducação que envolve o treino de capacidades de lidar com a situação. Ver Terapia psicossocial.

- Fator de desencadeamento: Qualquer coisa que resulte numa recaída psicológica e depois física

- Ups ou Uppers: Drogas que produzem um efeito eufórico (por exemplo, estimulantes, anfetaminas)

- Ciclo de picos de urgência: Picos de urgência contínuos, geralmente seguidos de recaída

- Pico de urgência: Um aumento súbito e imprevisível dos desejos de dependência; normalmente envolve uma inconsciência mental temporária (por exemplo, não se aperceber da quantidade de bebidas que se bebeu)

- Impulsos: Desejos menos poderosos do que os desejos; podem ser suprimidos pela força de vontade

- Utilizador: Termo desatualizado utilizado para descrever alguém que consome álcool ou drogas de forma abusiva

- Sintomas de abstinência: Sintomas físicos e emocionais graves e excruciantes que ocorrem geralmente entre 4 a 72 horas após a retirada dos opiáceos (por exemplo, olhos lacrimejantes, bocejos, perda de apetite, pânico, insónia, vómitos, tremores, irritabilidade, nervosismo, etc.)

  - Síndrome de abstinência: Reacções ou comportamentos combinados que resultam da interrupção abrupta de uma droga de que se é dependente

- Retirada: A diminuição abrupta ou a remoção da dose regular de uma substância

psicoactiva.

Capítulo 2

2.0 Introdução à descoberta, utilização e abuso da codeína

2.1 Codeína

A codeína, também conhecida como 3-metil morfina, é um depressor do sistema nervoso central comummente utilizado na supressão da tosse e no alívio da dor. É o opiáceo mais consumido em todo o mundo, pelas suas propriedades analgésicas, antitússicas e antidiarreicas (Derry *et al.*, 2013; Tremlett *et al.*, 2010). Trata-se de um derivado fenantreno extraído do ópio ou produzido sinteticamente pela metilação da morfina.

2.2 História da descoberta da codeína

A codeína, um alcaloide encontrado na papoila do ópio, Papaver somniferum, uma planta da família das papaveráceas, foi descoberta pela primeira vez em 1832 por Pierre Jean Robiquet (Newton, 2015). Em 2013, foram produzidos cerca de 361 000 quilogramas de codeína e utilizados 249 000 quilogramas. Este facto faz dela o opiáceo mais utilizado. A codeína encontra-se em concentrações de 1% a 3% no ópio preparado pelo método do látex a partir de vagens verdes de Papaver somniferum. A proporção relativa de codeína em relação à morfina, o alcaloide do ópio mais comum, com 4% a 23%, tende a ser mais elevada no método de preparação dos alcalóides do ópio com palha de papoila.

Antes do início do século XIX, o ópio em bruto era utilizado em várias preparações conhecidas como "elixires de láudano e paregórico", algumas das quais eram populares em Inglaterra desde o início do século XVIII. A preparação original parece ter sido elaborada em Leiden, nos Países Baixos, por volta de 1715, por um químico chamado Lemort. Em 1721, a Farmacopeia de Londres menciona um Elixir Asthmaticum, substituído pelo termo Elixir Paregoricum ("analgésico") em 1746.

O isolamento progressivo dos vários componentes activos do ópio abriu o caminho para uma maior seletividade e segurança da farmacopeia baseada em opiáceos. A morfina já tinha sido isolada na Alemanha pelo farmacêutico alemão Friedrich Sertürner em 1804.

A codeína é atualmente o opiáceo mais utilizado no mundo (Science Daily, 2010) e é uma das drogas mais utilizadas de acordo com numerosos relatórios de organizações, incluindo a Organização Mundial de Saúde e a sua agência antecessora da Liga das Nações. É um dos analgésicos opiáceos mais eficazes administrados por via oral e tem uma ampla margem de segurança. A sua concentração varia entre 8% e 12% de morfina na maioria das pessoas; as diferenças no metabolismo podem alterar este valor, tal como acontece com outros medicamentos, consoante a via de administração.

Embora a codeína possa ser extraída diretamente do ópio, a sua fonte original, a maior parte da codeína é sintetizada a partir da morfina, muito mais abundante, através do processo de O-metilação (Science Daily, 2010).

Em 1972, os efeitos da Guerra contra a Droga causaram uma escassez generalizada de opiáceos lícitos e ilícitos devido à escassez de ópio natural, palha de papoila e outras fontes de alcalóides do ópio, e a situação geopolítica estava a tornar-se difícil para os Estados Unidos. Depois de grande parte do ópio e da morfina existentes na Reserva Nacional de Materiais Estratégicos e Críticos dos Estados Unidos ter sido utilizada para atenuar a grave escassez de opiáceos medicinais, nomeadamente os antitússicos à base de codeína. No final de 1973, os investigadores foram incumbidos de encontrar uma forma de sintetizar a codeína e os seus derivados. Conseguiram-no rapidamente utilizando alcatrão de petróleo ou de carvão e um processo desenvolvido nos Institutos Nacionais de Saúde dos Estados Unidos. Desde a descoberta da droga, foram preparados numerosos sais de codeína. Os mais utilizados são o cloridrato (rácio de conversão base livre 0,805), o fosfato e o citrato (0,842). Outros incluem um salicilato (salicilato de codeína 0,686), um bromero (brometo de metilo de codeína 0,759) e pelo menos quatro barbitúricos à base de codeína, o barbiturato de ciclo-hexeniletilo (0,559), o barbiturato de ciclopentenililo (0,561), o barbiturato de dialilo (0,561) e o barbiturato de dietilo (0,619). Este último foi introduzido como Codeonal em 1912, indicado para dores com nervosismo. O metilbrometo de codeína é também considerado um medicamento distinto para diversos fins.

2.3 A história da utilização da codeína

A utilização médica mais comum da codeína está relacionada com a sua capacidade de suprimir ou mesmo acabar com a tosse crónica, medicamente designada por antitússico. Quase todos os xaropes para a tosse nos Estados Unidos que exigem receita médica contêm codeína. Todos os compostos opiáceos ajudam a reduzir as náuseas e/ou a diarreia e a codeína é utilizada em muitos dos compostos, uma vez que é o opiáceo mais fraco que trata estes sintomas sem causar tantos efeitos secundários e com menor probabilidade de dependência física.

Uma vez que a codeína é considerada o menos forte ou perigoso dos analgésicos opiáceos, muitos médicos e o público têm a atitude de que é um medicamento muito seguro para tomar para a tosse ou para a diarreia e, como actua tão rapidamente, muitas pessoas pressionam os seus médicos para que lhes dêem compostos de codeína para sintomas comuns de constipação que poderiam ser tratados com elixires não narcóticos que quase não têm efeitos secundários problemáticos.

Esta sensação de segurança com a sua utilização e a prescrição de codeína conduziu a muitos problemas que poderiam ter sido evitados se a sua utilização fosse mais cautelosa. A codeína é metabolizada no organismo e transforma-se em morfina, que toda a gente sabe ser uma droga perigosa. De facto, muitas pessoas são rotuladas como sendo "metabolizadores ultra-rápidos", o que significa que os seus corpos decompõem a codeína em morfina muito mais rapidamente do que a média. Há muitos registos de mortes de crianças a quem foram administradas pequenas doses de codeína após cirurgias, o que levou à sua asfixia durante o sono.

É necessário recordar que os efeitos secundários da codeína são os mesmos que os de todos os opiáceos e ainda mais acentuados nas crianças. Os sinais de efeitos secundários graves incluem sonolência invulgar, confusão e respiração difícil e ruidosa. A vantagem da codeína em parar a tosse também pode ser vista como um perigo, uma vez que o reflexo da tosse tem o objetivo de limpar a garganta para permitir uma respiração sem restrições. Quando este reflexo é suprimido pelo uso de codeína, corre-se o risco de asfixia, especialmente durante o sono e quando se está deitado na cama.

A história da utilização da codeína não estaria completa sem mencionar o facto de ser utilizada por muitos como uma droga "recreativa" para obter um "burburinho" ou uma sensação de euforia, o que é geralmente considerado como não sendo um problema com a codeína. Phenergan com codeína é uma marca comum de um medicamento para a tosse que é muito utilizado e tem sido responsável por muitas overdoses e mortes. O rapper "Pimp C" do grupo de rap UGK morreu de uma overdose de um xarope de combinação semelhante.

Em muitos países do mundo, a codeína é regulada por leis de controlo de estupefacientes, como acontece na Nigéria, mas alguns países permitem a sua compra sem receita médica, o que pode mais facilmente levar ao abuso e à dependência. Convém recordar que a codeína é um opiáceo, tal como a morfina e a heroína, e que o consumo regular desta droga provoca uma dependência física e emocional ou mental.

Um dos maiores problemas da droga codeína é a perceção de que é leve e não representa um perigo como outros opiáceos famosos, como a heroína. Isto só é parcialmente verdade. A utilização regular de xaropes para a tosse ou outros elixires que contêm codeína é tão perigosa como a utilização regular de Oxicontin ou de qualquer outra droga opiácea, com a única diferença de que pode ser necessário um período mais longo de utilização contínua para se ficar dependente. No entanto, uma vez dependente, o período de abstinência e o caminho de regresso ao ponto em que se encontrava antes de começar a consumir a droga são árduos e dolorosos e, para se obterem resultados positivos, é normalmente necessária uma reabilitação profissional. Tal como acontece com todas as drogas, os consumidores devem estar conscientes do perigo que estas drogas representam e não permitir que os amigos ou os médicos lhes digam o contrário.

A codeína e a morfina, bem como o ópio, foram utilizados na tentativa de tratar a diabetes na década de 1880 e, posteriormente, ainda em 1950 (Fraser e Thomas 1889).

2.4   Farmacodinâmica e farmacocinética da codeína

A codeína é um opiáceo de ação curta e fraca a média, com baixa afinidade e baixa atividade intrínseca nos receptores opióides (Iedema, 2011). É uma pró-droga que tem de ser metabolizada primeiro nos seus metabolitos activos antes de se tornar farmacologicamente potente como analgésico. O principal metabolito é a codeína-6-glucoronida, mas a maior parte da ação analgésica deve-se à produção de morfina no fígado pela enzima citocromo P450 2D6. O metabolismo efectua-se por 0- e N- desmetilação.

A codeína tem um elevado rácio de potência oral/parenteral com concentrações plasmáticas máximas que ocorrem aos 60 minutos e com uma semi-vida plasmática de 3 a 3,5 horas em adultos (Band *et al.*, 1994; Arora e Herbert, 2001). Através da via oral de administração, a codeína é eficazmente absorvida pelo trato gastrointestinal, com aproximadamente 50% da dose a sofrer metabolismo de primeira passagem (Tremlett *et al.*, 2010), e com uma perda mínima da potência do fármaco (em contraste direto com a morfina, que perde até 90% da potência). A velocidade de absorção por via intramuscular é semelhante à da administração rectal (McEwan *et al.*, 2000). A codeína e os seus metabolitos são excretados quase inteiramente pelos rins (Campbell, 2006). Note-se que a farmacocinética da codeína está mal descrita em crianças, apesar da utilização ao longo de muitos anos (Anderson, 2013). O uso intravenoso é contraindicado devido à falta de metabolismo de primeira passagem pelo fígado, que inibe o resultado do medicamento.

O efeito analgésico dos opióides é mediado principalmente por receptores µ no sistema nervoso central e, em menor grau, na periferia. Actuam inibindo a transmissão de impulsos nociceptivos causados por lesões nos tecidos. A conversão em morfina por enzimas endógenas (citocromo P450 2D6 humano) resulta no efeito analgésico (Kelly e Madadi, 2012), conhecido como "analgesia opióide", que altera a perceção e as respostas emocionais à dor (sentimentos eufóricos ou sonhadores), e efeitos estimulantes através do bloqueio de neurotransmissores (Williams *et al.*, 2002). Na terapia, existe um rácio de potência codeína:morfina de cerca de 1:10, o que significa que 60 mg de codeína têm uma equivalência de morfina de 6 mg (Anderson, 2013). No entanto, tem a vantagem de ter efeitos secundários relativamente ligeiros.

As variações genéticas na atividade do citocromo P450 2D6 humano variam as taxas (cerca de 2-20%) de conversão em morfina (Cascarbi, 2003; Zhou, 2009; Iedema, 2011; Kelly e Madadi, 2012; Cartabuke *et al.*, 2013), sendo que 5% da população não possui a enzima que converte a codeína em morfina, pelo que as preparações de codeína não são eficazes para o alívio da dor nem podem causar dependência (Bochner e Irvine, 2001). Foram identificados mais de 60 alelos no gene CYP2D6, o que conduz a um polimorfismo significativo da enzima.

A codeína tem uma atividade analgésica mínima nos metabolizadores lentos da CYP2D6, devido à sua incapacidade de produzir morfina suficiente para provocar o efeito analgésico. No entanto, continuam a ocorrer efeitos adversos como sedação, náuseas ou prurido, especialmente se a dose for aumentada ou se forem utilizados produtos combinados (Anderson, 2013). Os metabolizadores rápidos da CYP2D6 ou "metabolizadores extensivos" correm o risco de sofrer de síndroma de toxicidade opiácea, nomeadamente de depressão respiratória. Este risco é também exacerbado se a polifarmácia for evidente no co-consumo de outros medicamentos, como as benzodiazepinas e a fenobarbitona (Somogyi *et al.*, 2007; Madadi *et al.*, 2008; Derry *et al.*, 2013).

Para além do CYP2D6, outros factores genéticos que afectam o metabolismo da morfina, o trânsito através das barreiras hemato-encefálicas e a cinética dos receptores opióides podem afetar as respostas individuais à codeína (Iedema, 2011). Como as respostas dos doentes variam, a dosagem deve ser monitorizada individualmente, sendo a dose habitual por via oral para adultos de 30-60 mg de quatro em quatro horas, até um máximo de 240 mg por dia (Derry *et al.*, 2013). Medicamentos como a fenitoína, a rifampicina e a dexametasona podem aumentar o efeito através da indução enzimática do CYP450, sendo que os fármacos antidepressivos como a fluoxetina, a paroxetina, a sertralina e o citalopram podem comprometer o efeito analgésico através da inibição enzimática do CYP450 (Iedema, 2011; Derry *et al.*, 2013).

2.5 Formulações disponíveis

A codeína apresenta-se sob várias formas, como base de codeína e como codeína, mas é sobretudo utilizada como fosfato de codeína, que se apresenta sob várias formas hidratadas. É um sólido cristalino quase branco ou quase branco que é livremente solúvel em água. Estão disponíveis várias formulações de codeína para utilização em diversas condições através de diferentes vias de administração. Os usos, as formulações e as leis que controlam o seu fornecimento diferem de país para país. As preparações que contêm codeína até 30 mg ou mais são classificadas como medicamentos sujeitos a receita médica (Derry *et al.*, 2013). A dose máxima diária recomendada é de 240 mg, e o aumento da dose acima de 60 mg quatro vezes por dia não aumenta a eficácia (Campbell, 2006). A principal forma farmacêutica é o comprimido (60%), mas também está disponível em cápsulas, comprimidos efervescentes, xarope, supositório e solução. Os produtos à base de codeína podem também ser comercializados para injecções subcutâneas ou intramusculares, mas estão contra-indicados para uso intravenoso, uma vez que podem causar hipotensão e convulsões. Os produtos de venda livre à base de codeína contêm tipicamente entre 8 a 15 mg de codeína por comprimido e podem ser comercializados como medicamento único ou, mais frequentemente, em combinação com anti-inflamatórios não esteróides, como o ibuprofeno, a aspirina, o paracetamol, a cafeína e a buclizina, a fim de aumentar o efeito sinérgico dos compostos medicamentosos (Tremlett *et al.*, 2010). Alguns exemplos de medicamentos de venda livre que contêm codeína são: Co-codamol (paracetamol 500 mg/fosfato de codeína 8 mg), Co-codaprin Comprimido efervescente (ibuprofeno 400 mg/fosfato de codeína 8 mg), Nurofen plus (ibuprofeno 400 mg/fosfato de codeína 12,8 mg) e Migraleve (paracetamol 500 mg/fosfato de codeína 8 mg/buclizina 6,25 mg). Os xaropes para a tosse que contêm codeína (CCCS) incluem: benylin com codeína, CPC com codeína, cof-cof com codeína, tuxil-c com codeína, novalyn com codeína, emzolyn com codeína, prometazina com codeína, tutolin com codeína, maysedyl com codeína, parkalin com codeína, etc. Estes xaropes para a tosse com codeína são normalmente combinados com outros expectorantes para a tosse (por exemplo, cloreto de amónio, citrato de sódio, guaifenesina) e anti-histamínicos sedativos como a difenidramina e a prometazina.

2.6 Utilização de codeína nos serviços de saúde recomendados

Utilização em adultos

Inicialmente, a codeína era utilizada no tratamento da dor oncológica, tendo sido posteriormente alargada para o tratamento da dor ligeira a moderada em adultos e crianças (Campbell, 2006; Iedema, 2011; Kelly e Madadi, 2012; Cartabuke *et al.*, 2013)

É numerado como o passo 2 na Escada Analgésica da OMS, depois do paracetamol e dos analgésicos não opiáceos para o tratamento da dor oncológica, embora o passo seja por vezes omitido se for considerado clinicamente adequado (National Institute for Healthcare and Clinical Excellence, 2013; Cartabuke *et al.*, 2013).

De acordo com o National Institute for Healthcare and Clinical Excellence (2010), a codeína é também utilizada em combinação com paracetamol e/ou medicamentos anti-inflamatórios não esteróides como parte de um controlo por etapas quando a codeína, por si só, é inadequada para controlar a dor. Discursos recentes têm opinado que o "passo 2" deve ser ignorado devido a problemas com a codeína e o tramadol (MacDonald e MacLeod, 2010; Anderson, 2013), sendo que as diretrizes geralmente não recomendam a codeína para o controlo da dor, devido a provas limitadas de eficácia, variações no metabolismo e disponibilidade de opióides mais previsíveis. Continua a ser utilizada para o controlo da dor pós-operatória (Stoneham e Walters, 1995), uma vez que causa menos sedação e potencial depressão respiratória do que a morfina, apesar de esta última ter um efeito mais seguro, mais potente e mais duradouro (Goldsack *et al.*, 1996).

A dose recomendada de codeína é de 30-60 mg de quatro em quatro horas, até um máximo de 240 mg por dia. O aumento da dose acima de 60 mg não aumenta a sua eficácia, uma vez que existe um efeito de limite máximo com uma dose diária de 240 mg (Campbell, 2006). São recomendadas doses mais baixas (15 mg) nos idosos, que são mais susceptíveis aos efeitos secundários dos opiáceos fracos, nas pessoas com hipotiroidismo e insuficiência adrenocorticóide e na insuficiência renal moderada a grave, onde os metabolitos se podem acumular (National Institute for Healthcare and Clinical Excellence, 2010). Note-se também que a supressão da tosse não se correlaciona com a atividade analgésica e depressora respiratória dos opiáceos, não sendo claro o mecanismo ao nível dos receptores. A codeína suprime a tosse em doses subanalgésicas e está amplamente presente nos medicamentos para a tosse. Utilização em crianças A codeína é prescrita para uso pediátrico, devido à menor incidência de efeitos secundários relacionados com os opiáceos em situações em que o controlo das vias respiratórias e a avaliação neurológica são críticos (Semple *et al.*, 1999). Devido à sua facilidade de dosagem sob a forma de xarope oral, cápsula, supositório ou comprimido, é utilizada no controlo da dor ligeira a moderada em crianças (Tremlett *et al.*, 2010).

Segundo Tremlett *et al.*, (2010), "a farmacocinética da codeína está mal descrita em crianças, apesar da sua utilização ao longo dos anos. No entanto, há alguns comentários que expressam preocupações quanto à morbilidade e mortalidade na utilização pediátrica, especialmente tendo em conta a variabilidade dos efeitos nos doentes e a sua relação com a etnia, a composição corporal e a fisiologia

(Cartabuke *et al.*, 2013; Madadi e Koren, 2008). Foi originalmente considerado um analgésico adequado para crianças após adenotonnesillectomia.

Os países aplicam regulamentações diferentes em relação à idade mínima para a utilização de codeína, com a Agência Reguladora de Medicamentos e Produtos de Saúde do Reino Unido (2010) a aconselhar que as preparações de codeína para a tosse não devem ser utilizadas por pessoas com menos de 18 anos de idade. Em julho de 2013, várias Agências Reguladoras de Medicamentos emitiram restrições que proíbem a sua utilização para esta indicação em crianças com menos de 18 anos. Esta medida foi tomada na sequência de relatos de mortes de crianças submetidas a um procedimento para a apneia do sono, que morreram de depressão respiratória. As crianças que morreram eram metabolizadores ultra-rápidos da codeína e desenvolveram toxicidade da morfina.

Em 2013, a Agência Europeia de Medicamentos (EMA) encomendou um relatório sobre a utilização pediátrica da codeína, devido a preocupações relacionadas com a toxicidade e a falta de medidas consistentes de minimização dos riscos. A EMA referiu a falta de dados sobre a influência do desenvolvimento infantil na eficácia e nos efeitos secundários da codeína, salientou os riscos associados a algumas crianças que são metabolizadores ultra-rápidos ou extensivos da codeína para a morfina e chamou a atenção para a necessidade de ter cuidado ao interpretar o efeito da idade, do polimorfismo genético e do aumento da atividade enzimática nos jovens. Na sua opinião, a codeína é: contra-indicada em doentes pediátricos até aos 18 anos submetidos a amigdalectomia e/ou adenoidectomia por síndrome de apneia obstrutiva do sono devido ao aumento do risco de perda de consciência e paragem respiratória. É contra-indicada em doentes que se sabe serem metabolizadores ultra-rápidos do CYP2D6; e não é recomendada para utilização em crianças com perturbações neuromusculares, doenças cardíacas ou respiratórias graves, infecções respiratórias ou pulmonares superiores, traumatismos múltiplos ou após procedimentos cirúrgicos extensos.

Os pais devem ser informados sobre os sinais de alerta de toxicidade da codeína e aconselhados a interromper o tratamento e a procurar assistência médica imediata se estes ocorrerem. Os sinais de alerta incluem: diminuição do nível de consciência; falta de apetite; sonolência; obstipação; depressão respiratória; pupilas em ponto de mira; náuseas e vómitos.

Também é preocupante a utilização sem receita médica de preparações contendo codeína pelos pais, a chamada "medicação social" parental, para incutir um comportamento positivo na criança, controlar o comportamento e reduzir o incómodo das doenças do recém-nascido e da criança (por exemplo, a dentição) (Allotey, Reidpath e Elisha, 2004).

Utilização na gravidez e aleitamento

A codeína tem sido prescrita e utilizada sem receita médica durante a gravidez por ser considerada uma opção mais segura do que outros opiáceos. Também é prescrita para fins obstétricos (Glover *et al.*, 2003). No entanto, os seus metabolitos atravessam a barreira placentária e têm sido associados à síndrome de abstinência neonatal e ao enfarte cerebral. Este problema é difícil de descrever com exatidão, uma vez que muitas mulheres não consideram os medicamentos de venda livre perigosos e é difícil obter um historial exato da medicação (Reynolds *et al.*, 2007). Inicialmente, considerava-se que a codeína apresentava um risco mínimo para as mães e os bebés que amamentavam (Seaton *et al.*, 2007). No entanto, comentários recentes apresentam sérias preocupações quanto à morbilidade e mortalidade na utilização pediátrica (Chang *et al.* 2012). Madadi e Koren (2008) comentaram a falta de provas empíricas disponíveis para apoiar a sua utilização em crianças e mães que amamentam, e salientaram a variabilidade da eficácia da codeína nestes doentes.

O aleitamento materno é aconselhado e requer uma monitorização rigorosa se a codeína for prescrita a mães lactantes, dados os riscos potenciais associados ao metabolismo ultrarrápido do CYP2D6 (Kennedy, 2011). A utilização de codeína durante a amamentação está associada a eventos em bebés amamentados, incluindo apneia, bradicardia, sonolência e cianose (Darnall *et al.*, 2012). As mulheres com um genótipo CYP2D6 mais raro metabolizam rapidamente a codeína em morfina, o que resulta em níveis elevados de leite materno e plasma nos recém-nascidos e pode potencialmente causar a morte do bebé devido a toxicidade opiácea (Madadi *et al.*, 2007; 2011). Como parte das advertências emitidas pelas Agências Reguladoras de Medicamentos em 2013 relativamente à utilização de codeína em crianças, foi afirmado que "a codeína não deve ser utilizada por mães que amamentam porque pode passar para o bebé através do leite materno e potencialmente causar danos" (MHRA, 2013).

Utilização em pessoas idosas

A utilização incorrecta de produtos farmacêuticos entre a população idosa é largamente ignorada, pouco comunicada e escondida (McGrath *et al.*, 2005). Há pouca literatura disponível sobre a sua utilização específica em geriatria. A utilização de analgésicos opiáceos aumenta com a idade (Roumie e Griffin, 2004). A variabilidade farmacogenética nos idosos e a redução da função renal, que conduz a uma acumulação de metabolitos activos, podem resultar numa maior suscetibilidade aos opiáceos (Derry *et al.*, 2013). A investigação mostra que a prevalência do consumo abusivo de opiáceos é mais elevada nas mulheres, sobretudo se forem viúvas, menos instruídas, com rendimentos mais baixos, com problemas de saúde e com menos apoios sociais (Francis *et al.*, 2005). Foi observado um aumento da utilização problemática de produtos de venda livre que contêm codeína entre as pessoas idosas (Moore, 2008). As contra-indicações do uso de codeína incluem o uso concomitante de outros medicamentos, com um risco acrescido de sedação, confusão e colapso (Buckeridge *et al.*, 2010; Iedema, 2011). Outras consequências adversas incluem o risco de quedas, fracturas, ferimentos, condução prejudicada e acidentes rodoviários

2.7   A tendência global do abuso de codeína

A toxicodependência ou abuso de substâncias é um problema grave em todo o mundo (Gabinete das Nações Unidas para a Droga e o Crime, 2005). A tendência é globalmente generalizada, estimando-se em 120 milhões o número de consumidores de drogas duras, como a cocaína, a heroína, os opiáceos, especialmente a codeína, e outras drogas sintéticas. Em 2013, as perturbações associadas ao consumo de droga causaram 127 000 mortes e 53 000 em 1990. Este facto chamou a atenção das agências de saúde pública e de controlo da droga para estratégias de combate a esta ameaça (Forman *et al., 2006)*. O número mais elevado de mortes é registado nas perturbações relacionadas com o consumo de opiáceos, com 51 000. O abuso de xarope para a tosse contendo codeína (CCCS) é particularmente alarmante na Nigéria (Sylva, 2010). Isto deve-se provavelmente ao facto de os CCCS terem sido colocados como medicamentos de venda livre, o que os torna mais fáceis e disponíveis para obtenção nas farmácias e nos traficantes e vendedores de medicamentos patenteados. O abuso de substâncias, especialmente de CCCS, é um problema de saúde grave no Norte da Nigéria. Os produtos farmacêuticos que contêm codeína estão a ser utilizados de forma abusiva no Norte da Nigéria, tal como o álcool é utilizado de forma abusiva no Sul da Nigéria. A forma como os jovens nigerianos abusam dos CCCS tornou-se uma fonte de preocupação para a Câmara dos Representantes Nacional da Nigéria, onde foi deliberada uma moção para o efeito. Uma das exigências da moção é que a Câmara ordene à Agência Nigeriana de Controlo da Droga (NDLEA), à Agência Nacional de Controlo e Administração de Alimentos e Medicamentos (NAFDAC), às Alfândegas da Nigéria e à Sociedade Farmacêutica da Nigéria (PSN) que investiguem o abuso incessante do CCCS e apresentem um relatório à Câmara (Umar, 2010)

A codeína é consumida de forma abusiva sob a forma de comprimidos ou xarope (Compton e Volkow, 2006b). O abuso de CCCS está bem documentado nos Estados Unidos da América (EUA) (Blakley e Schilling, 2008) e na Índia (Mattoo *et al.*, 1997). Existem formas de xarope para a tosse com codeína, de venda livre e prescritas, que contêm percentagens variadas de codeína, dextrometorfano e cloridrato de prometazina, bem como anti-histamínicos com propriedades sedativas. Nos EUA, e em particular nos Estados do Sul, o xarope para a tosse com codeína é misturado com álcool ou refrigerantes (por exemplo, Sprite) e é designado por "Purple Drank", "Syrup", "Barre", "Purple Tonic", "Sizzurp", "Texas tea", "Tsikuni" e "Lean or Southern Lean" (alcunha que se deve à postura descaída dos utilizadores intoxicados) (Elwood, 2001). O método de consumo de xaropes para a tosse na Nigéria é semelhante ao dos EUA. Um estudo recente efectuado nos alojamentos dos estudantes e nas residências do pessoal da Universidade de Maiduguri revelou diferentes métodos de mistura (CCCS) antes de serem consumidos pelos consumidores. Estes incluem misturá-lo com refrigerantes (por exemplo, lacasera, coca-cola, sprite e Fanta) ou com água, conforme o caso.

Alguns exemplos de drogas de abuso comum são o álcool, as anfetaminas, os barbitúricos, as benzodiazepinas, a cocaína, a metaqualona e os opiáceos, que provocam um grau variável de dependência física e psicológica quando são consumidos por períodos prolongados e, geralmente, em doses crescentes.

A prevalência da utilização não médica de opiáceos sujeitos a receita médica nos EUA (2008-2009) revelou que um número substancial de indivíduos referiu ter utilizado produtos combinados contendo codeína e paracetamol (Wang *et al.*, 2013). A codeína é o opiáceo mais consumido em vários países europeus, nomeadamente na Noruega (Fredheim *et al.*, 2009). As taxas de prevalência do consumo de codeína na Noruega no ano de 2006, para homens e mulheres, foram estimadas em 7,3% e 9,3%, respetivamente. Calculou-se que 50% dos consumidores moderados a elevados também consumiam benzodiazepinas ou carisoprodol. Uma base de dados norueguesa sobre prescrições (2004-2006) revelou que um em cada 10 adultos recebeu codeína em 2005.

Um estudo realizado na Islândia registou aumentos substanciais nas vendas de codeína e também no número de casos de tratamento por abuso de codeína sem receita médica (Almarsdottir e Grimsson, 2000). Em França, um estudo transversal com uma amostra de 53 clientes de farmácias revelou que, entre os que declararam ter consumido codeína no mês anterior, 15,1% consumiram-na indevidamente e/ou por razões não médicas e 7,5% declararam dependência de acordo com os critérios do DSM-IV (Orriols *et al.*, 2009). Um estudo francês indicou que a utilização indevida e a dependência de analgésicos à base de codeína eram significativamente mais elevadas do que as registadas para o paracetamol, com 19,5% a indicarem a utilização diária de codeína durante mais de seis meses.

Estudos quantitativos concluíram que os consumidores abusivos de codeína são jovens e têm uma saúde mais precária do que os não consumidores, referem dor crónica e representam um maior número de mulheres, quando comparados com outros grupos de indivíduos dependentes de opiáceos (Nielsen *et al.*, 2011). Na Austrália, Nielsen *et al.* (2010) realizaram um inquérito a 909 consumidores de codeína, tendo concluído que 17,3% eram provavelmente dependentes de codeína. Os consumidores de codeína eram mais propensos a consumir muito mais do que a dose recomendada de codeína de venda livre, durante períodos de tempo mais longos, eram mais jovens, com níveis de emprego e de educação mais baixos e mais propensos a ter uma história familiar de dependência de substâncias do que os membros da população em geral.

2.8 Tendências de abuso de CCCS em algumas cidades nigerianas

2.8.1 Jalingo, Estado de Taraba: Oitenta por cento (80,0%) dos utilizadores abusivos de CCCS situavam-se na faixa etária dos 20-30 anos. Cerca de 77,5% eram do sexo masculino e 22,5% do sexo feminino. O motivo da utilização de CCCS para 89,5% dos utilizadores foi descrito como não médico e 10,5% para o tratamento da tosse (motivo médico). Cerca de 54,5% dos utilizadores consomem uma garrafa de CCCS por dia, enquanto 23,5% e 13,0% consomem 2 e 3 garrafas, respetivamente. Oitenta por cento (80,0%) dos prescritores de CCCS na cidade acreditam que o CCCS deve ser transferido de medicamento de venda livre (OTC) para medicamento sujeito a receita médica (POM) em vez de ser proibido. Esta opinião é partilhada por 86,7% dos farmacêuticos em Jalingo (Uthman *et al*, 2016).

2.8.2 Askira-Uba, Estado de Borno: A maioria (90,1%) dos utilizadores de CCCS era do sexo masculino, na faixa etária dos 20 aos 30 anos, sendo os certificados do ensino secundário o nível de escolaridade mais elevado. A maior parte deles consome 1 a 3 garrafas de CCCS por dia. A sensação de euforia parece ser o objetivo mais popular do consumo abusivo de CCCS, apesar das fraquezas e do desconforto que sempre se seguiram a uma sessão ou à sua ausência (Uthman *et al*, 2016).

A forma popular de tomar o CCCS entre uma fração (16,0%) dos voluntários era misturá-lo com refrigerantes (principalmente coca-cola). Esta prática de usar coca-cola para mascarar o consumo de drogas ilícitas sugere que os utilizadores acreditam que a prática é um tabu na sociedade. Alguns (13,6%) dos consumidores insistem que só a tomam para curar a tosse. Cerca de 25,9% dos utilizadores admitiram ter enfrentado qualquer tipo de desafios no seio da sociedade em geral no que diz respeito à sua utilização de CCCS, desafios esses que se prendiam sobretudo com a polícia nigeriana (Uthman *et al*, 2016).

2.8.3 Maiduguri, Estado de Borno: Cerca de 95,2% dos utilizadores do CCCS eram do sexo masculino e a maioria (71,0%) estava na casa dos vinte anos. A maior parte deles são estudantes (39,0%) ou trabalhadores por conta própria (23,3%). Os

As habilitações literárias predominantes são o certificado do ensino secundário (51,9%) e o certificado do diploma (11,9%). Cerca de 30,5% dos utilizadores consomem 1 garrafa de CCCS por dia. A maioria (92,4%) dos utilizadores considera que administra CCCS para fins médicos, principalmente para aumentar o bem-estar. As sensações associadas incluem: "sentir-se pedrado" (37,1%), "sonolência e esquecimento das preocupações" (6,7%) e calma sob a forma de "diminuição da vontade de lutar" (4,3%) e "diminuição da hiperatividade" (2,9%). Cerca de 64,3% dos utilizadores admitiram que não conseguem passar um dia sem tomar CCCS. Os sentimentos mais populares sempre que o CCCS não é tomado incluem: 'enjoo' (17,6%), 'não estar feliz' (14,8%), 'sonolência ou fraqueza' (15,9%) (Uthman *et al*, 2016).

1.4 Kano, Estado de Kano: Um inquérito aos utilizadores do CCCS revelou que 70,5% eram homens e 29,5% mulheres. Os estudantes representam 40,5%, outros incluem pedreiros (55%), condutores de okada (10%), condutores de autocarros (2%), condutores de autocarros comerciais

(7,5%) 4,3%, licenciados 2,5%. A análise das habilitações literárias dos utilizadores mostrou que 5,85% têm certificados SSCE/WAEC, 2,5% têm um diploma e 1,5% têm HND. Os utilizadores têm idades compreendidas entre os 7 e os 49 anos. Ao explicar a recompensa percebida pelo consumo de CCCS, cerca de 24% dos utilizadores afirmaram que "ficam tranquilos". Outras razões incluem "sentir-se pedrado" (20%), "concentrar-se bem" (10%), "divertir-se" (15%), "dormir bem" (10%) e "abrandar as suas actividades" (1,5%). Isto mostra que utilizam este produto estritamente para fins recreativos devido aos efeitos eufóricos da codeína. Cerca de 26% dos utilizadores administram 1 a 2 frascos por dia, enquanto 74,0% administram 2 a 4 frascos por dia (Uthman *et al*, 2017).

1.5 Kaduna, Estado de Kaduna: Dos 206 utilizadores voluntários do CCCS, 63,1% eram do sexo masculino. Distribuíam-se pelas diferentes categorias etárias de 20 a 30 anos (47,5%), 31 a 49 anos (25,9%) e 13 a 19 anos (23,9%). Os seus níveis de escolaridade são a licenciatura (30%), o diploma (20%) e o certificado do ensino secundário (41,5%). Os utilizadores são maioritariamente trabalhadores por conta própria (33,7%) ou estudantes (36,1%). Acerca de

89.8 % dos utilizadores voluntários de CCCS têm a impressão de que administram CCCS para melhorar a saúde do corpo, uma vez que os faz sentir bem-dispostos em 44,7%, para esquecer as preocupações em 15% e para aumentar o conforto em 10,2%. Ao descreverem as suas sensações corporais sempre que não tomam CCCS, 36,9% admitiram sentir-se fracos, 5,8% sentiram-se doentes, enquanto 20,4% afirmaram não sentir qualquer alteração. A taxa de utilização diária mais comum entre os utilizadores voluntários foi de 2 frascos por dia (56,3%), seguida de 1 frasco por dia (21,4%). A despesa diária com CCCS pelos utilizadores situa-se entre 1 000 e 2 000 nairas. Sessenta e sete por cento dos inquiridos afirmaram não ter tido qualquer encontro anterior com os homens da polícia em relação à utilização de CCCS (Uthman *et al*, 2016).

89.9 Efeitos secundários comuns associados ao abuso de CCCS

O abuso de qualquer droga está associado a alguns efeitos nocivos capazes de interferir com o funcionamento normal da fisiologia. Todas as drogas representam um perigo potencial para a vida se a dose tomada exceder a dose normal ou se a droga for utilizada incorretamente durante um período de tempo muito longo.

A sonolência e as náuseas são efeitos secundários comuns com doses orais de 30-60 mg e a obstipação ocorre com doses regulares de 8-16 mg (Campbell, 2006). Em doses elevadas, tem um efeito depressivo sobre a respiração e o estado de alerta, mas em menor grau do que a morfina (Amato *et al.*, 2013). A codeína está associada a um aumento dos acidentes de viação, em que os opiáceos estão implicados, causando sedação, perturbações cognitivas e perturbações mentais (Bachs *et al.*, 2003).

O efeito da codeína no sistema nervoso central depende da dose, da via de administração, da exposição prévia e dos factores genéticos do doente. Os efeitos dependentes da dose incluem perturbações visuais, alterações do humor, dependência, comichão, náuseas, vómitos, obstipação, sonolência, constrição das pupilas, bradicardia, taquicardia, palpitações, edema, redução da frequência respiratória, suores, rubor, pele pegajosa, hipotensão postural, dificuldades sexuais, tremores, irritação, depressão, espasmo ureteral, meiose, boca seca, retenção urinária, perturbações do sono, dores de cabeça, alucinações, vertigens, euforia, disforia, confusão, dificuldade de micção, erupção cutânea, urticária, prurido e convulsões (Williams, 2005).

Existe um risco de depressão respiratória, coma e morte resultante da toxicidade da codeína em doses muito elevadas, após sobredosagem oral, quando injectada e utilizada em combinação com álcool ou outras drogas (Bellville e Seed, 1968). Os efeitos no trato gastrointestinal são complexos e mediados por vários mecanismos.

89.10 Exemplos de drogas de abuso

As drogas de abuso são classificadas com base nos seus efeitos no sistema nervoso central. Estas incluem as seguintes;

(a) Depressores do SNC, por exemplo, opiáceos, álcool, barbitúricos, benzodiazepinas, cloridrato, clorofórmio e éter

(b) Estimulantes do SNC, por exemplo, anfetaminas, cafeína, nicotina, nitratos orgânicos, cocaína

(c) Alucinogénios/psicotomiméticos, por exemplo, dietilamida do ácido lisérgico (LSD), mescalina, dimetiltriptamina, psilocibina, canábis.

(d) Inalantes, por exemplo, éter, óxido nitroso, clorofórmio.

Depressores do SNC

Os depressores do SNC são medicamentos que diminuem a atividade do cérebro, reduzindo assim a sensação de tensão e ansiedade, abrandando os movimentos e prejudicando o processo cognitivo. Em doses elevadas, os depressores podem parar as funções vitais e causar a morte.

Opiáceos

Os opiáceos são narcóticos que têm o potencial de desenvolver dependência quando utilizados durante um período de tempo prolongado. São amplamente conhecidos pelas suas propriedades analgésicas e indutoras do sono. Os opiáceos incluem os opiáceos naturais. (morfina, heroína, codeína) obtidos a partir do sumo da planta da papoila e drogas sintéticas (por exemplo, Demerol, Darvon) que têm efeitos semelhantes aos dos opiáceos. Os antigos sumérios chamavam-lhe ópio (planta da alegria). Os opiáceos são capazes de produzir sensações intensas de prazer, o que está na origem do abuso destas drogas. Também mascaram a consciência dos problemas pessoais, o que os torna atractivos para as pessoas que procuram um alívio do stress mental. O "espírito de bem-estar" obtido com os opiáceos pode dever-se à sua capacidade de estimular diretamente o segmento do cérebro responsável pelo prazer.

A principal aplicação médica dos opiáceos, naturais ou sintéticos, é o alívio da dor, ou analgesia. No entanto, a utilização médica de opiáceos é cuidadosamente regulamentada porque as overdoses podem levar ao coma e até à morte. A utilização de opiáceos na rua está associada a muitas overdoses e acidentes fatais. Muitos estudos demonstraram que vários homens jovens estão implicados em mortes por overdose de opiáceos. A codeína serviria como um bom exemplo para reforçar a afirmação, porque o seu abuso ficou fora de controlo em muitos países da África Ocidental, entre os quais a Nigéria não é exceção. Um dos principais problemas do seu abuso é o tecnicismo utilizado pela população jovem nigeriana para obter a droga nas farmácias.

Marijuanna

A marijuana refere-se às folhas secas, flores, caules e sementes da planta do cânhamo, *Cannabis sativa*. A planta contém a substância química que altera a mente, *o delta-9-tetrahidrocanabinol* (THC) e outros compostos relacionados. Também é possível fazer extractos com quantidades elevadas de THC a partir da planta da canábis.

89.11 Perspectivas biológicas do consumo de drogas e da toxicodependência

Foram utilizadas várias perspectivas teóricas para explicar o consumo de droga e a toxicodependência. Estas incluem as perspectivas de aprendizagem, a perspetiva cognitiva, a perspetiva psicodinâmica, as perspectivas socioculturais e a perspetiva biológica. No entanto, a perspetiva biológica será o nosso ponto de referência, uma vez que tem sido defendida por vários investigadores.

Neurotransmissores

As alterações no sistema dopaminérgico podem ajudar a explicar explicitamente os desejos intensos e a ansiedade que acompanham a abstinência da droga e a dificuldade sentida pelos indivíduos em manter a abstinência total. Nunca é demais realçar o papel da dopamina, pois ajuda-nos a compreender as bases bioquímicas do abuso e da dependência de substâncias. No entanto, existem outras provas de que, para além da dopamina, outros neurotransmissores, incluindo a serotonina e as endorfinas, também desempenham um papel significativo. Estudos demonstraram igualmente que o consumo de cocaína aumenta a disponibilidade dos neurotransmissores norepinefrina e dopamina e que o excesso destas moléculas é reabsorvido através da recaptação. Por conseguinte, níveis elevados destes neurotransmissores permanecem activos nas lacunas sinápticas entre os neurónios das redes cerebrais que controlam as sensações de prazer, ampliando e prolongando assim as sensações de prazer da droga.

As endorfinas são uma classe de neurotransmissores que têm propriedades bloqueadoras da dor semelhantes às dos opiáceos, como a heroína. As endorfinas e os opiáceos acoplam-se aos mesmos sítios receptores no cérebro. Normalmente, o cérebro produz um determinado nível de endorfinas que mantém um estado psicológico estável de conforto e potencial para sentir prazer. No entanto, quando o corpo se habitua

Se o utilizador não tiver acesso a um fornecimento de opiáceos, pode deixar de produzir endorfinas. Isto torna o utilizador dependente dos opiáceos para obter conforto, alívio da dor e prazer. Quando o consumidor habitual deixa de consumir heroína ou outros opiáceos, as sensações de desconforto e as pequenas dores podem aumentar até que o organismo retome a produção adequada de endorfinas. Este desconforto pode explicar, pelo menos em parte, os sintomas desagradáveis de abstinência que os toxicodependentes de opiáceos sentem. No entanto, este modelo continua a ser especulativo, sendo necessária mais investigação para documentar as relações diretas entre a produção de endorfinas e os sintomas de abstinência.

As drogas psicoactivas como a nicotina, o álcool, a heroína e a marijuana têm um efeito potenciador no aumento dos neurónios dopaminérgicos no cérebro. Por exemplo, a cocaína e a anfetamina aumentam os níveis de neurónios dopaminérgicos no centro de recompensa do prazer do cérebro, responsável pela produção de sensações de prazer ou estados de euforia. Isto significa que são capazes de aumentar o funcionamento do SNC, pelo que os indivíduos habituados a consumir estas drogas estimulantes estão implicados e estão sempre alerta devido à hiperatividade do cérebro, que resulta do excesso de neurónios dopaminérgicos disponíveis no cérebro. O uso continuado destas drogas ao longo do tempo incapacita a capacidade natural do cérebro de manter um estado psicológico. Este é o início da dependência, em que o corpo não pode assumir um estado de equilíbrio porque a droga se sobrepôs às endorfinas endógenas que se encontram naturalmente para manter um estado estável normal e, por isso, a retirada de indivíduos destas drogas coloca-os num risco elevado de tantos sintomas de retirada que os acompanham. No entanto, a codeína actua na direção oposta, pois deprime a atividade cerebral, razão pela qual é designada por depressor do SNC. Qualquer substância que deprima o funcionamento do cérebro é um fator de risco para a pessoa e para a sociedade em geral. Do mesmo modo, o uso prolongado e contínuo de um depressor do SNC, como a codeína, também desequilibra o organismo devido ao efeito dominante da droga.

Para os estimulantes, os neurónios dopaminérgicos no cérebro aumentam, enquanto para os depressores, os neurónios dopaminérgicos diminuem, o que está invariavelmente na base da perspetiva biológica do consumo de drogas e da dependência. Provavelmente, esta teoria está a dizer que tanto a sobre-estimulação como a subestimulação causadas pelos estimulantes e depressores são capazes de colocar o corpo em desequilíbrio. A teoria postula que a utilização de qualquer droga de abuso, seja ela estimulante, depressora, alucinogénia ou inalante, ao longo do tempo, pode distorcer a atividade do SNC. Consequentemente, o cérebro do toxicodependente passa a depender da presença da droga para produzir as sensações de prazer ou satisfação obtidas com a droga. Assim, sem as drogas, a vida pode não parecer hedonista para essa pessoa.

89.12 Problemas de abuso, má utilização e dependência da codeína

Todas as drogas são um veneno potencial e têm um efeito nocivo para o organismo quando são consumidas de forma abusiva ou incorrecta durante um longo período de tempo, o que inclui a codeína. Muitas consequências precedem o abuso da codeína e incluem: tolerância, dependência, lesões e efeitos adversos para a saúde. A codeína imita as acções das endorfinas (substâncias endógenas que regulam o estado natural de prazer e dor do organismo) e liga-se aos mesmos locais receptores das endorfinas, o que estimula os centros cerebrais que produzem sensações de prazer. O abuso ou a utilização indevida de drogas pode impedir o organismo de funcionar naturalmente e, por isso, para manter o corpo num estado psicológico estável, é necessário que o cérebro disponha de um fornecimento constante da droga para inibir qualquer efeito secundário que possa seguir-se à sua retirada. A tolerância a uma droga instala-se devido ao uso frequente, o que leva a um aumento da dose para obter o efeito farmacológico desejado. Por conseguinte, a tolerância pode ser definida como a resposta decrescente ao aumento das doses de um medicamento para obter o efeito farmacológico desejado no organismo. A tolerância pode ser metabólica, funcional e comportamental. A tolerância metabólica ocorre quando há um aumento da indução de enzimas metabólicas e, por conseguinte, a necessidade de mais fármacos para satisfazer as necessidades do organismo. A tolerância funcional ocorre quando as membranas celulares dos órgãos efectores se adaptam aos efeitos perturbadores do fármaco e as enzimas e os receptores ligados às membranas se tornam resistentes à presença do fármaco devido à alteração dos fosfolípidos da membrana celular, o que resulta em alterações dos receptores e da função enzimática. A tolerância comportamental, também conhecida como tolerância farmacodinâmica, refere-se à adaptação compensatória ao efeito do fármaco, provavelmente devido ao desacoplamento dos receptores, à regulação para baixo ou para cima ou ao aumento do feedback negativo para atenuar o efeito do fármaco no organismo.

Outro problema associado ao abuso de qualquer droga é a dependência, que pode ser psicológica ou fisiológica. No primeiro caso, o toxicodependente procura a droga para satisfazer o desejo que tem de a consumir. Neste caso, o toxicodependente manifesta um comportamento criminoso e compulsivo de procura da droga. A dependência fisiológica desenvolve-se quando o organismo não consegue funcionar normalmente sem a presença da droga, pelo que qualquer retirada súbita só terá efeitos nocivos para o organismo. As consequências associadas à toxicodependência incluem: paranoia, violência extrema, endividamento e desperdício de recursos, tendências suicidas, homicídio, furto, más condições de saúde e violação colectiva, perda de emprego, não cumprimento das responsabilidades, fraca cognição e furto.

A utilização abusiva de codeína apresenta também numerosos perigos graves devido aos seus efeitos secundários, tais como obstipação, taquicardia, bradicardia, convulsão, hipertensão, depressão respiratória, euforia, sonolência, náuseas e vómitos, coma e morte, etc. Muitos instintos maléficos estão associados à substância, uma vez que esta o deixará pedrado e, sob a influência da droga, poderá não ser capaz de fazer as coisas corretamente. Os vícios anti-sociais que precedem a codeína entre a população estudantil das nossas instituições terciárias incluem assaltos à mão armada, banditismo, cultismo, abandono escolar, extorsão e perturbações mentais, incluindo perturbações da personalidade. Isto levou muitos a perder o rumo e colocou muitos atrás das grades.

A toxicodependência é, de facto, um problema social complexo que deve ser tratado com urgência antes que fique fora de controlo. O abuso de xaropes para a tosse que contêm codeína acabou por levar ao abuso de outras drogas, porque a maioria dos xaropes para a tosse com codeína também contém outras drogas, como anti-histamínicos e expectorantes, que podem aumentar os efeitos adversos associados ao seu abuso. Imagine-se a consumir dois a cinco frascos de xarope para a tosse com codeína num dia. Isto coloca o indivíduo em situação de endividamento, ou seja, incapaz de satisfazer as suas necessidades quotidianas. Por vezes, recorrem à droga disponível quando não é possível obter a droga desejada. Esta é uma das razões pelas quais a maioria das pessoas que abusam de uma substância podem facilmente abusar de outras para atenuar os sintomas de abstinência ou para suprimir a necessidade de a consumir. Esta é a situação entre a população jovem na maior parte das regiões do norte do país. Se nada for feito atempadamente, chegará o momento em que a Nigéria será inundada por mais pessoas destas categorias. Qual é a esperança de um país assim? É claro que o país será um conglomerado de indivíduos com deficiências cognitivas que nada acrescentarão ao desenvolvimento e ao crescimento da nação. Esta é mais uma razão para a necessidade urgente de lutarmos coletivamente contra o abuso incessante de xaropes para a tosse que contêm codeína, que custa um prémio que não podemos pagar enquanto país.

Capítulo 3

3.0 Breve visão geral do sistema **nervoso**

3.1 Introdução ao Sistema Nervoso A compreensão do sistema nervoso é um pré-requisito para a compreensão dos mecanismos envolvidos no tempo de reação (TR) humano. Isto porque o TR relaciona a informação processada no SNC com uma medida física e esta informação é transmitida pelas células nervosas (neurónios) ao cérebro para uma integração adequada antes da resposta. É assim que uma pessoa se comporta em função do SNC, voluntária ou involuntariamente. Por exemplo, antes de uma pessoa reagir a um estímulo luminoso, os receptores sensoriais têm primeiro de o sentir, permitindo que a pessoa veja a luz e que este estímulo luminoso seja enviado ao longo do arco neural para o cérebro e, em seguida, a resposta se manifeste fisicamente, por exemplo, piscando os olhos. Por conseguinte, todo o conceito de tempo de reação se baseia na forma como a informação é transportada pelo sistema nervoso periférico (SNP) e transposta para o cérebro para ser processada. Por conseguinte, tudo o que distorce o SNC interfere com o TR.

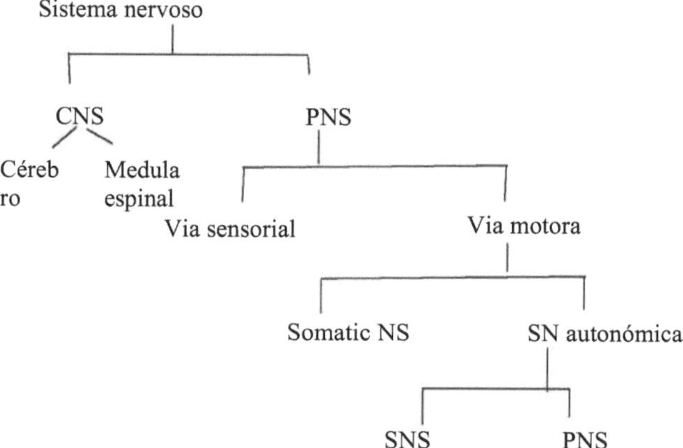

Gráfico demonstrativo da subdivisão do Sistema Nervoso

O sistema nervoso (SN) é constituído pelo sistema nervoso central (SNC) e pelo sistema nervoso periférico (SNP). O SNC inclui o cérebro e a espinal medula, responsáveis pela integração e processamento da informação enviada pelos nervos, enquanto o SNP é constituído pelas vias sensoriais e pelas vias motoras. As vias motoras subdividem-se ainda no sistema nervoso somático e no sistema nervoso autónomo, que inclui o simpático e o parassimpático. O SNP envolve os nervos que transportam mensagens sensoriais para o sistema nervoso central e os nervos que enviam informações do SNC para os músculos e glândulas.

O sistema somático é constituído por receptores sensoriais na cabeça e nas extremidades, nervos que transportam a informação sensorial para o sistema nervoso central e nervos que transportam instruções do sistema nervoso central para os músculos esqueléticos.

O sistema autónomo controla as secreções glandulares e o funcionamento dos músculos lisos e cardíacos. As divisões simpática e parassimpática do sistema autónomo trabalham frequentemente em oposição uma à outra para regular os processos involuntários do corpo.

O sistema nervoso central é protegido por membranas conhecidas como meninges. Existem três camadas de meninges, do exterior para o interior, a dura-máter, a aracnoide e a pia-máter. Na parte terminal da medula espinal, existe uma estrutura especial chamada cisterna terminal, cujo interior é ocupado pelo líquido cefalorraquidiano.

O líquido cefalorraquidiano (LCR) é produzido a uma taxa de 500 a 800 ml/dia e está sempre presente nos ventrículos do cérebro e no canal central da medula espinal. O maior volume de LCR é produzido pelos dois ventrículos laterais, de onde flui para o terceiro ventrículo, onde é produzido mais LCR. Em seguida, o LCR flui para o quarto ventrículo, onde também é produzido LCR. Finalmente, o LCR flui para o canal central da medula espinal e para o espaço subaracnoide. O LCR acaba por ser drenado para os seios durais e daí para a veia jugular interna.

A barreira hemato-encefálica é uma barreira altamente selectiva que se encontra no tecido nervoso.

Separa a circulação do sangue do cérebro para o SNC. A barreira hemato-encefálica é formada por células epiteliais chamadas astrócitos. No início do século XX, os investigadores que estudavam a função cerebral injectaram em animais um determinado corante chamado azul de tripano. A maioria dos tecidos animais pode ser corada com este azul de tripano, exceto o cérebro e a espinal medula. A partir desta evidência, os cientistas pensam que talvez exista uma barreira entre o sistema nervoso central e o sistema sanguíneo circulante. A barreira hemato-encefálica impede normalmente a passagem de infecções (incluindo bactérias e leveduras) para o sistema nervoso central. A barreira hemato-encefálica também permite a passagem de algumas moléculas, incluindo água, gases e lípidos. Mas muitas coisas, incluindo fármacos e grandes proteínas moleculares, não conseguem atravessar esta barreira hemato-encefálica.

A barreira hemato-encefálica ocorre ao longo de todas as células epiteliais e forma junções apertadas à volta dos capilares que não existem na circulação normal.

3.2   O cérebro

O cérebro é constituído pelos hemisférios cerebrais, que são dois, pelo diencéfalo, pelo tronco cerebral (constituído pelo mesencéfalo e pela medula) e pelo cerebelo. Todas estas estruturas estão situadas na cavidade craniana. A medula é contínua com a espinal medula inferiormente. O cérebro é composto por cerca de 100 mil milhões de neurónios e inúmeras fibras nervosas, através das quais estes neurónios comunicam com neurónios de outras partes do sistema nervoso.

O cérebro contém centros nervosos associados a funções sensoriais responsáveis pelas percepções e sensações; controla a contração dos músculos esqueléticos e também centros superiores para funções como a memória e o raciocínio.

O cérebro coordena os movimentos musculares e regula também as actividades viscerais. Para além de tudo isto, o cérebro confere ao indivíduo caraterísticas como a personalidade. O cérebro humano pesa cerca de 1400-1600g.

Enrolado em: www.brainhealthandpuzzles.com

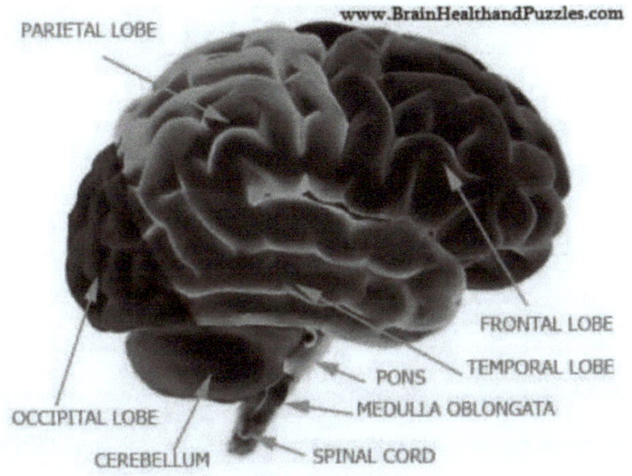

Figura 1: O cérebro.

3.2.1 O Cérebro

O cérebro é a maior parte do encéfalo, constituído pelos hemisférios cerebrais esquerdo e direito, separados um do outro por uma fissura longitudinal na qual se encontra um prolongamento da dura-máter, conhecido como falx cerebri. Os hemisférios cerebrais estendem-se desde a testa até ao occipital, acima das fossas cranianas anterior e média e acima do tentorium cerebelli, outro prolongamento da dura-máter que separa o cérebro do cerebelo.

O cérebro é constituído pelos seguintes lobos:

a. O lobo frontal, que está relacionado com o osso frontal e ocupa a fossa craniana anterior.

b. O lobo temporal, relacionado com o osso temporal, ocupa a fossa média do carpo

c. Lóbulo parietal, relacionado com o osso parietal

d. Lobo occipital, relacionado com o osso occipital e situado acima do tentorium cerebelli

Matéria cinzenta do cérebro

A massa cinzenta do cérebro é constituída por corpos celulares de neurónios e esta massa cinzenta constitui o córtex cerebral.

Todas as superfícies dos dois hemisférios, com exceção da superfície inferomedial, estão cobertas por esta massa cinzenta, que se encontra dividida em sulcos (singular - sulco) e dobras (singular - giro).

Todos os sulcos e giros são nomeados, mas apenas alguns são importantes, uma vez que as áreas corticais funcionais são agora nomeadas. Embora não existam dois cérebros idênticos, existe uma semelhança subjacente.

Superfícies do cérebro

1. Superfície superolateral: a superfície convexa mais externa relacionada com a abóbada craniana.

Na superfície superolateral são visíveis

a. Sulco lateral - uma fissura que separa os lobos frontal e temporal da superfície inferior para a superfície superolateral acima do lobo temporal

b. Os opérculos: são subdivisões do giro frontal inferior (pars orbitalis, pars triangularis e pars basilaris)

c. Sulco central: separa os lobos frontal e parietal, os giros pré-central e pós-central situam-se antes e depois dele, respetivamente

d. À frente do giro pré-central, o lobo frontal divide-se em giros frontais superior, médio e inferior.

e. No lobo temporal, dois sulcos horizontais parecem dividi-lo em giros temporais superior, médio e inferior.

f. A ínsula (ilha de Reil) está localizada profundamente no sulco lateral e é coberta pelos lobos frontal, parietal e temporal. Um sulco circular separa-a destes últimos.

g. O lobo parietal divide-se em lobos parietais superiores e inferiores através de um sulco transversal. Os sulcos lateral e temporal projectam-se no lóbulo parietal inferior e a sua extremidade é fechada pelos giros supramarginal e angular.

h. O lobo occipital não está separado do lobo parietal na superfície superolateral, mas a partir da superfície medial estende-se o sulco parietoccipital, que se estende apenas até ao bordo superior para separar os lobos parietal e occipital

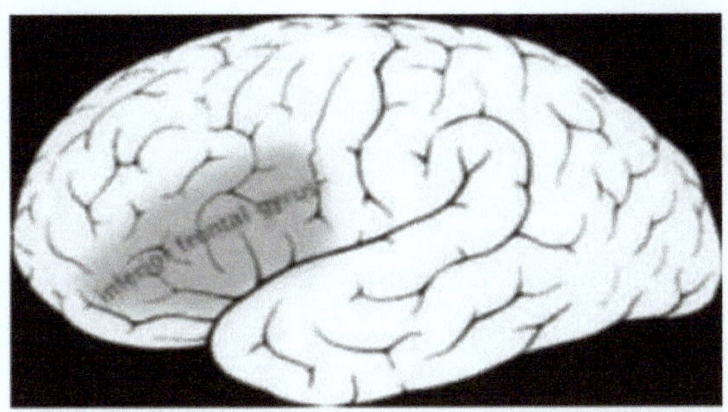

Figura 2 Superfície superolateral do cérebro.

2. superfície edial: plana, vertical e relacionada com a falx cerebri

Na superfície medial dos hemisférios cerebrais é visível o corpo caloso, o teto e o pavimento do terceiro ventrículo, no qual se encontram o tálamo, o hipotálamo e estruturas afins. Acima do corpo caloso está o sulco cingulado e acima dele está o giro cingulado.

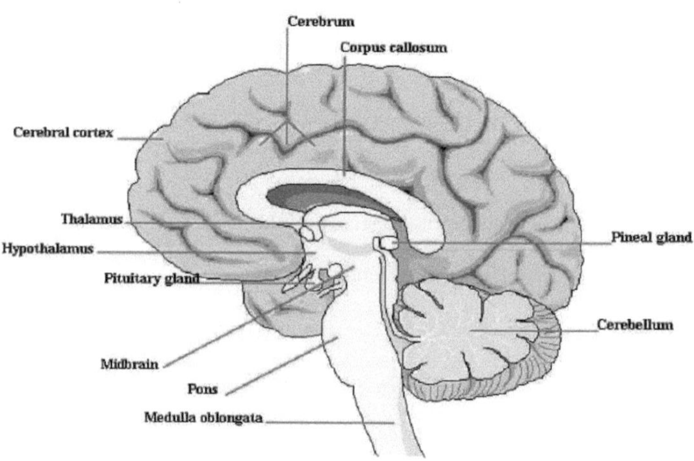

Figura 3 Superfície medial do cérebro.

Abaixo da falx cerebri, os hemisférios cerebrais esquerdo e direito estão unidos pelo corpo caloso

O sulco parieto-occipital é visível na superfície medial, anterior a ele é o sulco calcarino, o sulco pós-calcarino fica posterior a ele.

As estruturas corticais que rodeiam o corpo caloso e o diencéfalo constituem o lobo límbico, que tem por função controlar as emoções e o comportamento.

3. Superfície inferior do cérebro: irregular e constituída por duas partes

   b. Superfície orbital: superfície inferior do lobo frontal

   c. Superfície tentorial: superfície inferior dos lobos temporal e occipital e cobre o tentorium cerebelli

Na superfície inferior são visíveis:

a. Giro reto: no qual se encontra o bolbo olfativo, o trato olfativo encontra-se no sulco olfativo b. O sulco em forma de H divide a superfície orbital em giros orbitais anteriores, posteriores, mediais e laterais.

d. Outros

Interior do Cérebro

O interior do cérebro é caracterizado por uma substância branca constituída por axónios de neurónios.

a. Fibras comissurais: formam uma via de comunicação para os dois hemisférios, a maior parte das quais estão reunidas no corpo caloso; um menor número de fibras forma as comissuras habenular e anterior.

b. Fibras de associação: Estas fibras estão confinadas aos seus próprios hemisférios, nos quais ligam diferentes partes do córtex no mesmo hemisfério cerebral

c. Fibras de projeção: estas fibras ligam zonas dos hemisférios cerebrais a zonas do diencéfalo e do tronco cerebral e a centros inferiores da medula espinal (fibras descendentes) ou fibras que partem destes centros inferiores para o córtex cerebral (tratos ascendentes). As suas fibras irradiam para o exterior, formando a coroa radiada, para se cruzarem com as fibras do corpo caloso.

Nas profundezas da substância branca do cérebro encontram-se colecções de matéria cinzenta conhecidas como núcleos basais/gânglios basais.

Áreas corticais funcionais

O córtex cerebral é a maior parte do cérebro humano, mas pouco se sabe sobre ele. Os neurologistas desenvolveram um mapa do córtex cerebral através do exame neurológico de doentes após a remoção de partes do córtex cerebral, ou através da estimulação eléctrica do córtex (Penfield e Rasmussen).

A classificação mais pormenorizada do córtex cerebral é a de Brodmann, que atribuiu números às diferentes zonas do córtex cerebral.

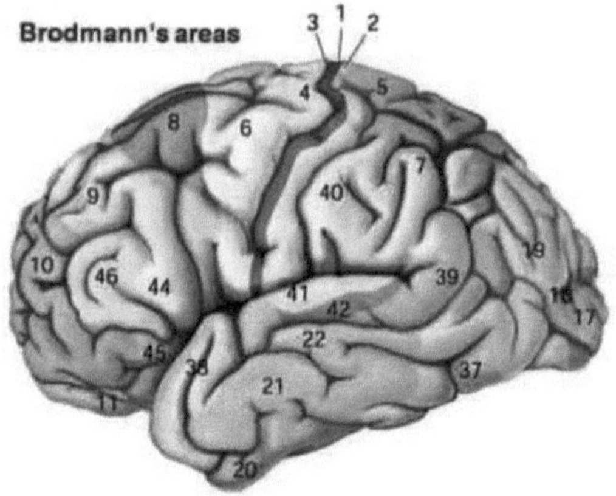

Figura 4: Córtex funcional de Brodmann

1. Áreas motoras 4, 6 e 8.

   Área 4: situa-se no giro pré-central na superfície superior de cada hemisfério cerebral e na parte anterior do lóbulo paracentral medialmente. A área 4 é a área motora primária que recebe fibras das áreas somatossensoriais, frontais, visuais e auditivas do mesmo hemisfério cerebral (através de fibras de associação) e das áreas motoras do hemisfério oposto através do corpo caloso, a maior comissura do cérebro.

   A área 4 também recebe fibras dos núcleos talâmicos e dos gânglios/núcleos basais. É responsável pelas contracções musculares.

2. Áreas 6 e 8 localizadas nas partes posteriores dos giros frontais superior, médio e inferior. As áreas 6 e 8 são áreas pré-motoras/suplementares/associação motora. Funcionam para controlar o sistema extrapiramidal e são responsáveis pela transmissão de sinais motores do córtex para a medula espinal. A área 8 é especificamente um facilitador dos movimentos oculares e está envolvida nos sentidos visuais, bem como na dilatação e constrição pupilar. As fibras das áreas pré-motoras 6 e 8 passam através do núcleo vermelho, dos núcleos estriados e dos núcleos reticulares do tronco cerebral (através de fibras de projeção).

3. Áreas somatossensoriais/sensorimotoras 3,1,2: localizam-se no giro pós-central e têm como função a perceção de sinais sensoriais como o tato, a dor e a temperatura. Recebem fibras dos núcleos talâmicos. Cada área do córtex cerebral recebe informações do lado oposto do corpo e vice-versa. As áreas somatossensoriais são também conhecidas como SM I e SM II.

A lesão da zona 4 leva à paralisia dos músculos do lado oposto do corpo: paralisia contralateral.

Se o núcleo caudado do núcleo basal e a área 6 do córtex afetado ainda estiverem intactos, podem ser possíveis movimentos posturais ou de fixação grosseiros (os músculos podem contrair-se, mas não há movimento).

Sinal de Babinski: a destruição da área motora que representa os pés é indicada pelo sinal de Babinski, ou seja, quando se aplica um estímulo à planta do pé, o dedo grande do pé (Hallus) estende-se para cima e os outros dedos abrem-se para fora (lateralmente), ao contrário do estado normal em que todos os dedos se dobram em direção à superfície plantar do pé (para dentro, em direção à planta do pé).

4. Áreas do discurso

Área de Broca (44,45) localizada no giro frontal inferior, em torno da parte ascendente do sulco lateral. Funciona como área motora da fala e é quase sempre dominante no hemisfério cerebral esquerdo, uma vez que a maioria das pessoas é destra. Nas pessoas canhotas, é dominante no hemisfério cerebral direito.

É um programador dos movimentos motores para a produção dos sons da fala e não o controlador dos movimentos musculares para formar palavras (isto é feito pela área motora).

A área de Broca também está envolvida na sintaxe: a ordenação das palavras num discurso.

Lesão: na área de Broca leva à afasia de Broca. O doente consegue vocalizar, mas não consegue formar palavras completas. A afasia de Broca é também conhecida como afasia expressiva.

5. Áreas sensoriais da fala (39,40)

Localizada no lobo parietal. A área 39 situa-se no giro angular e a área 40 situa-se no giro supramarginal. São responsáveis pela compreensão da fala e da linguagem (estão envolvidas na escolha das palavras e na formação do pensamento). Muitas áreas estão ligadas a esta área por fibras de associação. As áreas que se associam com as áreas sensoriais da fala incluem: A área de Broca, as áreas 4,6,8, a área de Wernicke e o lobo frontal.

Lesão: nesta área leva a;

i.   Anomia - incapacidade de nomear objectos e pessoas. Uma pessoa que sofre de anomia pode enumerar as funções/caraterísticas de um objeto, mas não consegue nomear o objeto.

ii. Alexia com Agraphia - incapacidade/dificuldades com a leitura e a escrita.

iii. Desorientação esquerda-direita - incapacidade de distinguir a esquerda da direita

iv.   Agnosia dos dedos - falta de perceção sensorial para distinguir entre dedos individuais.

v.   Acalcula - dificuldades com a aritmética

vi.   Afasia sensorial - o doente consegue formar palavras, mas não consegue coordená-las

numa linguagem inteligível que permita uma comunicação eficaz.

6. Áreas visuais (17,18,19)

Área visual 17 - área visual primária. Situa-se na face medial do lobo occipital, de ambos os lados do sulco calcarino, nos giros cunhado e lingual. É responsável pela receção das impressões visuais. Recebe impulsos do trato ótico através do tálamo. Estas impressões visuais podem ser linhas, luz brilhante, etc.

Áreas 18 e 19 - áreas de associação visual. Localizadas na superfície superolateral do lobo occipital. Estas áreas funcionam para integrar a informação visual, dando significado ao objeto visto e relacionando o estímulo atual com as memórias armazenadas em relação ao objeto (muita memória é armazenada aqui).

A lesão do córtex visual em torno da área 17 num hemisfério leva à cegueira ipsilateral em ambas as retinas. Na área 17 de ambos os hemisférios leva à cegueira total. Nas áreas 18 e 19, a lesão de um hemisfério leva a uma pequena perda de função devido à representação bilateral, mas a lesão das áreas 18 e 19 em ambos os hemisférios causa incapacidade de identificar um objeto.

7. Áreas auditivas.

Áreas auditivas primárias 41,42 - localizadas no giro temporal superior do lobo temporal. São responsáveis pela audição/perceção do som. A área 42 está especificamente envolvida no reconhecimento da fala. As áreas auditivas primárias são responsáveis pelo facto de uma pessoa ouvir um som de alta ou baixa intensidade, um guincho ou uma ondulação.

Áreas sensoriais auditivas/associação auditiva 21,22 - analisa os sons ouvidos e torna-os distintos e inteligíveis.

A lesão das áreas 41 e 42 em ambos os hemisférios conduz à surdez total, a lesão das áreas 21 e 22 conduz à incapacidade de uma pessoa distinguir um som ouvido.

8. Área pré-frontal/áreas frontais 9,10,11.

Localizada no giro frontal superior do lobo frontal. Antes dos desenvolvimentos recentes, as áreas pré-frontais eram consideradas como os locais de maior inteligência, devido à proeminência desta área no ser humano em comparação com os macacos. Mais tarde, descobriu-se que a destruição do giro angular é mais prejudicial para o intelecto do que as áreas frontais. Atualmente, acredita-se que o lobo pré-frontal transmite sinais ao lobo límbico (responsável pelo comportamento, motivação e emoções)

O lobo frontal é responsável por:

-   Sequência de pensamentos, ou seja, manutenção de funções mentais orientadas para objectivos definidos.

-   Pensamento elaborado - a capacidade de uma pessoa recuperar a memória para realizar funções como planear o futuro, ponderar a informação antes de agir/reagir, considerar as consequências de certos actos motores, resolver problemas matemáticos, jurídicos ou filosóficos, chegar a diagnósticos de certas doenças, etc. Estas funções são realizadas relacionando todas as vias de informação

As lesões/disfunções do lobo pré-frontal provocam raiva à menor provocação, a pessoa é suscetível de perder alguma moral, tem pouco embaraço em relação às suas actividades excretoras, sexuais ou sociais, propensa a oscilar de um humor para o outro: Alegria, tristeza, excitação e raiva. Como tal, é altamente distraído e não tem capacidade para prosseguir pensamentos longos e complicados.

9. Área para reconhecimento facial

Situada abaixo do córtex occipital e do córtex temporal (revestindo os seus aspectos inferiores), encontra-se a zona de reconhecimento facial. A parte occipital está intimamente relacionada com a área visual. Esta zona é importante porque a maior parte das nossas actividades quotidianas implicam a relação com as pessoas. A parte temporal está intimamente relacionada com o sistema límbico.

A lesão desta área leva à perda da capacidade de reconhecer o rosto de outras pessoas e os nomes de pessoas e objectos.

10. Área interpretativa geral/associação geral (área de Wernicke)

As áreas somáticas, visuais e auditivas têm áreas de associação que as ajudam a interpretar a informação. Todas estas áreas de associação encontram-se no lobo temporal superior, especificamente em torno do giro angular. Este ponto de encontro é a área de Wernicke. Todas as informações das áreas de associação somática, visual e auditiva alimentam-na.

A área de Wernicke é responsável por pensamentos altamente complexos. Por exemplo, uma cena que se recorda da infância, uma peça de música específica ou algo que alguém discutiu. No hemisfério dominante para a linguagem, esta área desempenha um papel fundamental na capacidade de compreender e produzir um discurso com significado.

Uma lesão nesta área leva a que uma pessoa ouça perfeitamente bem e até reconheça as palavras, mas continue a ser incapaz de as organizar num pensamento coerente, ou talvez seja capaz de ler palavras de uma página impressa, mas não consiga compreender a mensagem transmitida. Há dificuldade em compreender níveis mais elevados de experiências somatossensoriais, mesmo que não haja perda da sensação em si.

Se houver uma deficiência na área de associação visual enquanto a parte temporal da área de Wernicke ainda estiver intacta, o indivíduo pode interpretar experiências somáticas e auditivas, mas as experiências visuais da área visual são bloqueadas. Esta pessoa vê palavras, sabe que são palavras, mas não consegue compreender o seu significado. Esta condição é conhecida como dislexia.

Conceito de hemisfério dominante.

A área de Wernicke, a área da fala, a área de controlo motor e as áreas auditivas estão muito mais desenvolvidas funcionalmente num hemisfério do que no outro. Como resultado, o giro angular e o lobo temporal tornam-se maiores do que no lado oposto. Este é o hemisfério dominante. Em 95% das pessoas, o hemisfério esquerdo é o dominante. Nos restantes 5%, o hemisfério direito é dominante ou existe uma dupla dominância.

A área de controlo motor da mão está também mais desenvolvida no hemisfério esquerdo em 9 em cada 10 pessoas, pelo que a maioria das pessoas é destra. No entanto, em 1 em cada 10 pessoas, o hemisfério direito é dominante (pessoas canhotas).

3.2.2 O Diencéfalo

Os principais derivados do diencéfalo são o tálamo, o hipotálamo e o epitálamo.

Tálamo

O tálamo é constituído por duas massas ovais de massa cinzenta, cada uma delas situada sob o córtex e os ventrículos laterais. As duas massas projetam-se medialmente no terceiro ventrículo e são unidas por uma massa intermediária estreita - as conexões intertalâmicas.

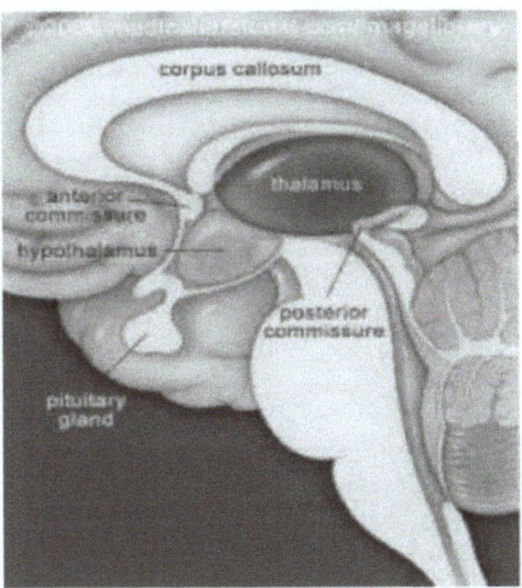

Figura 5: O tálamo.

O tálamo tem múltiplas funções. Pode ser considerado como uma espécie de central telefónica de informação. Acredita-se geralmente que actua como um retransmissor entre uma variedade de áreas subcorticais e o córtex cerebral. Em particular, cada sistema sensorial (com exceção do sistema olfativo) inclui um núcleo talâmico que recebe sinais sensoriais e os envia para a área cortical primária associada. (O tálamo é uma porta de entrada para o córtex cerebral - quase toda a informação que vai para o cérebro passa por sinapses no tálamo, incluindo todas as entradas sensoriais, exceto o olfato).

O tálamo também desempenha um papel importante na regulação dos estados de sono e vigília. Os núcleos talâmicos têm fortes ligações recíprocas com o córtex cerebral, formando circuitos tálamo-cortico-talâmicos que se acredita estarem envolvidos na consciência. Os núcleos talâmicos especializados integram a informação sensorial proveniente de todo o corpo e encaminham-na para os centros de processamento apropriados do cérebro, pelo que o tálamo desempenha um papel importante na regulação da excitação, do nível de consciência e da atividade. A lesão do tálamo pode levar ao coma permanente. O papel do tálamo nos territórios palidais e nigrais mais anteriores nas perturbações do sistema dos gânglios basais é reconhecido, mas

Hipotálamo

Forma partes das paredes e do pavimento do terceiro ventrículo; estende-se anteriormente ao quiasma ótico, onde os nervos ópticos se encontram, e posteriormente aos corpos mamilares, que transmitem sinais do sistema límbico para o tálamo.

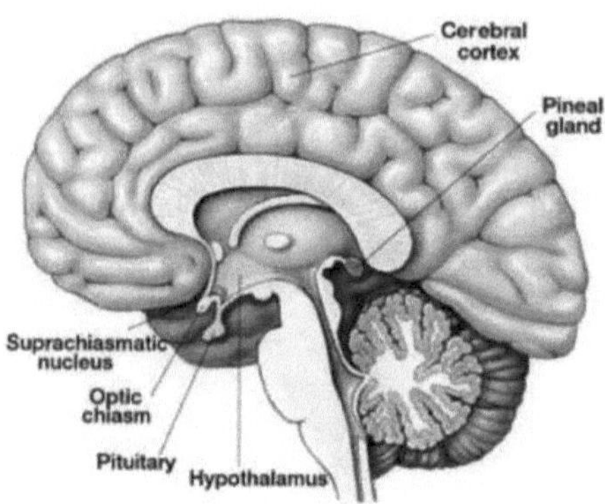

Figura 6 Hipotálamo (amarelo)

A glândula pituitária está ligada ao hipotálamo por um pedúnculo situado entre o quiasma ótico e os corpos mamilares. O hipotálamo é o principal centro de controlo do sistema nervoso autónomo e do sistema endócrino e desempenha um papel importante na regulação homeostática de quase todos os órgãos do corpo, por exemplo, controla:

1. Pressão arterial

2. Temperatura

3. Osmoregulação

4. Ciclo sono vigília

5. Ejeção do leite e contratilidade uterina

6. comportamento emocional - raiva, medo, prazer, contentamento, desejo sexual, cópula, etc.

Epitálamo

É constituído pela glândula pineal, pelo habenular (um sistema de transmissão do sistema límbico para o mesencéfalo) e pelo teto do quarto ventrículo. A glândula pineal é um pequeno órgão em forma de ervilha, com cerca de 8 mm, que segrega melatonina. É uma glândula endócrina também chamada epífise cerebral/corpo pineal. A melatonina está indicada na modulação dos padrões de sono e vigília e nas alterações sazonais (épocas de acasalamento nos animais). É uma estrutura da linha média que se encontra entre dois tálamos situados lateralmente.

3.2.3 O tronco cerebral

O tronco cerebral é um bolbo de tecido nervoso que liga os hemisférios cerebrais à medula espinal. É constituído pelo mesencéfalo, pela ponte, pelo varolho e pela medula.

O Diencéfalo (e o Tronco Cerebral)

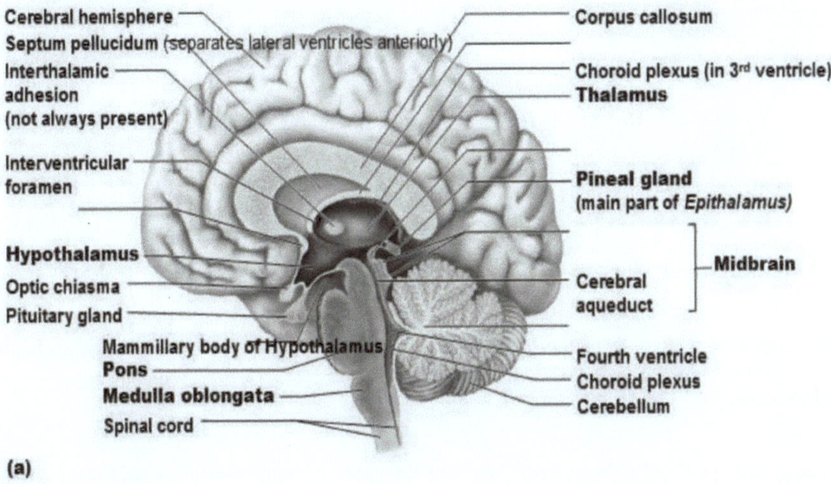

Figura 7 O Diencéfalo

Cérebro médio

É um segmento curto que une as partes inferiores dos hemisférios cerebrais com a parte superior da ponte. Aqui, na parte inferior dos hemisférios cerebrais, entra em contacto com o tálamo e a

cápsula interna. A sua cavidade forma o aqueduto cerebral (de Sylvius).Os núcleos dos nervos

cranianos III e IV (nervos oculomotor e troclear) estão localizados no mesencéfalo. O bidencéfalo

divide-se em quatro regiões: pedúnculos cerebrais, substância negra, tegmento e teto.

Os pedúnculos cerebrais contêm os tractos corticoespinhais e os tractos corticopontinos. A substância

negra situa-se entre o tegmento e os pedúnculos. É um centro motor que transmite informações ao

tálamo e aos núcleos basais.

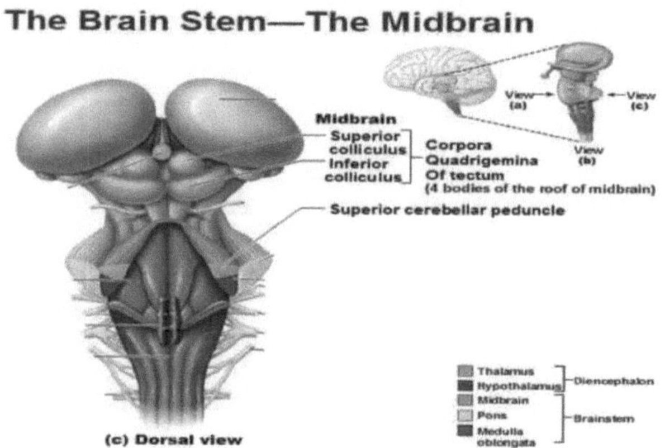

Figura 8 O tronco cerebral

O tegmento contém o núcleo vermelho (origem do trato rubrospinal, que é vestigial e insignificante

nos seres humanos).

O teto é constituído pelo colículo superior, que funciona para a atenção visual, a localização visual

dos objectos e o virar dos olhos em resposta ao som, à luz ou ao toque, e pelo colículo inferior, que

recebe sinais aferentes do ouvido interno e os transmite a outras partes do cérebro, especialmente ao

tálamo.

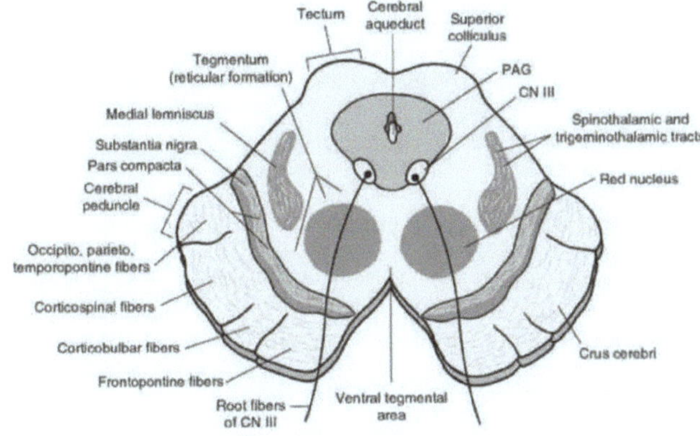

Figura 9 Secção transversal do mesencéfalo mostrando o teto e o tegmento.

A ponte

A ponte é uma protuberância anterior do tronco cerebral, superior à medula oblonga. A sua substância branca é constituída por fibras que passam para cima e para baixo entre o cérebro e a medula e por muitas fibras que conduzem a informação motora do cérebro para o cerebelo. A substância cinzenta da ponte é constituída por núcleos que transmitem sinais do cérebro para o cerebelo e por núcleos relacionados com o sono, a postura, a respiração, a deglutição e o controlo da bexiga.

O nervo craniano V (nervo trigémeo) nasce na ponte, e os nervos cranianos VI (abducente), VII (facial) e VIII (vestibulococlear) nascem da junção da ponte com a medula.

A Medula

A medula é uma continuação ascendente da medula espinal. A parte superior da medula é sulcada na linha média, de cada lado do sulco estão as pirâmides (constituídas pelos tratos piramidais/tratos corticoespinhais.

As pirâmides são mais largas na extremidade superior e o sulco da linha média é a fissura mediana anterior, contínua com a fissura mediana anterior da medula espinal.

A maioria das fibras nervosas piramidais decussam perto da extremidade inferior da medula. Lateral às pirâmides encontra-se o núcleo olivar (uma camada de substância cinzenta denominada núcleo olivar superior), um centro de ligação para as fibras que se dirigem ao cerebelo.

A medula contém os tractos ascendente e descendente e é a origem dos últimos quatro nervos cranianos IX (glossofaríngeo), X (vago), XI (acessório) e XII (hipoglosso)

A medula contém núcleos que controlam a tosse, a deglutição, o vómito e a transpiração, bem como estes grandes conjuntos neuronais: centros cardíaco, vasomotor e respiratório.

3.2.4 O cerebelo

O cerebelo ocupa a fossa craniana posterior ao quarto ventrículo, ao tronco cerebral e ao forame magno. O cerebelo é constituído pelos hemisférios cerebelares direito e esquerdo, ligados por uma estrutura estreita denominada vérmis. Cada hemisfério cerebelar tem pregas estreitas (folia) equivalentes aos giros do cérebro. As pregas são separadas por sulcos estreitos.

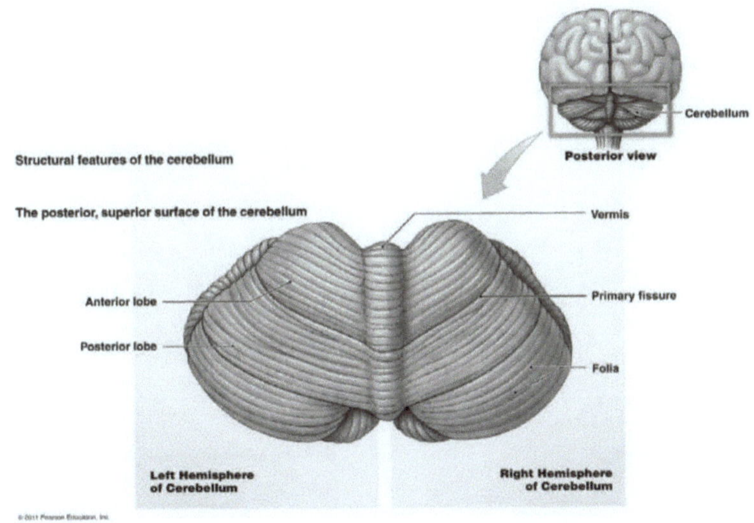

Figura 10 O cerebelo

Os pedúnculos cerebelares (trajectos de fibras emparelhadas) ligam o cerebelo ao tronco cerebral.

- Pedúnculos inferiores da medula

- Pedúnculos médios para a ponte.

- Pedúnculos superiores do mesencéfalo

O córtex cerebelar é constituído por substância cinzenta (abor vitae) e as fibras profundas dos pedúnculos acima constituem a substância branca. Na substância branca encontram-se núcleos chamados núcleos profundos: emboliforme, dentado, globoso e fastigial. Embora o cerebelo seja constituído por apenas 10% do cérebro, contém a maior parte dos neurónios do cérebro

The Cerebellum

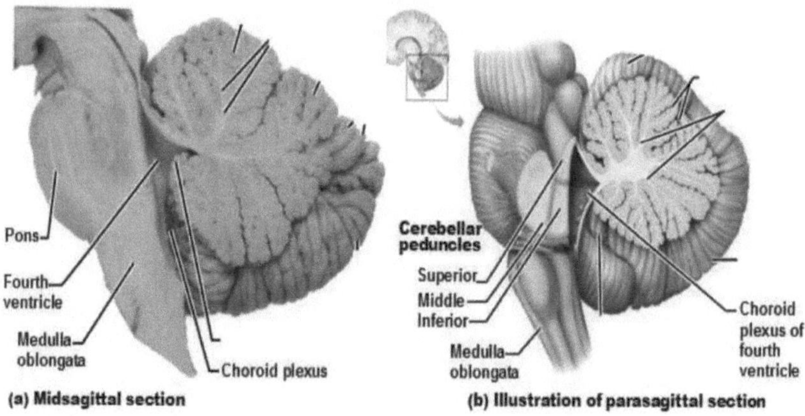

Figuras 11: Secções transversais do cerebelo

Funções do Cerebelo

O cerebelo coordena e modula os movimentos voluntários dos membros, mantém o tónus muscular e a postura, coordena o movimento dos olhos com o movimento do corpo e ajuda na aprendizagem das capacidades motoras. Os impulsos dos neurónios motores superiores do córtex cerebral comandam os músculos esqueléticos. Esta informação passa através dos tractos cortico-espinhais para os neurónios motores inferiores da medula espinhal, que enviam axónios para os músculos. O cerebelo recebe informação do córtex sobre os movimentos pretendidos e recebe feedback sobre o desempenho dos proprioceptores (órgãos dos sentidos nas articulações e nos músculos), comparando depois o que os músculos devem fazer com a informação armazenada sobre as competências aprendidas.

Quando existe uma discrepância entre a intenção e o desempenho, os núcleos profundos recebem fibras do córtex cerebelar; estes núcleos transmitem então a informação ao córtex cerebral e ao tronco cerebral para corrigir o desempenho de forma a corresponder à intenção.

3.2.5 Fornecimento arterial ao cérebro

O cérebro é ricamente irrigado por uma rede de artérias denominada circulus arteriosus ou Círculo de Willis.

3.3 Medula espinal

A medula espinal é uma estrutura cilíndrica, um pouco achatada no sentido antero-posterior, cuja extremidade inferior se afunila num cone.

Mede cerca de 1,8 cm de diâmetro e 45 cm de comprimento. Termina ao nível da primeira à segunda vértebra lombar (L1 - L2). No feto, a medula espinal estende-se até ao limite inferior da dura-máter espinal, ao nível de S2 (segunda vértebra sacral). A dura-máter espinal fixa-se a este nível durante toda a vida, mas a medula torna-se progressivamente mais curta, de modo que a coluna vertebral e a dura-máter se estendem para além dela. Assim, na base/extremidade do cone (conus medullaris), situa-se em frente de L3 (terceira vértebra lombar) e, mais tarde, de L1 - L2 (por volta dos 20 anos de idade).

As raízes dos nervos espinais, especialmente os nervos lombares e sacrais, descem abruptamente pela medula.

A medula espinal dá origem a 31 pares de nervos espinais que passam através dos forames intervertebrais. A porção da medula espinal ligada a cada par de nervos é conhecida como um segmento da medula.

A medula apresenta 2 alargamentos simétricos que ocupam os segmentos dos plexos que irrigam os membros. A ampliação do plexo braquial, que supre os membros superiores, é a ampliação cervical (que vai de C5 a T1) e a do plexo lombossacral, que supre os membros inferiores, é a ampliação lombar (T9 a L1). Note-se que as localizações são para os alargamentos e não para o valor da raiz dos nervos e podem variar. Os alargamentos cervical e lombar devem-se ao aumento da massa das células motoras anteriores nos cornos anteriores da medula.

3.3.1 Anatomia em corte transversal da medula espinhal

A medula espinal é constituída por uma massa central de substância cinzenta sob a forma de uma coluna que envolve o canal central, rodeada por uma massa cilíndrica de substância branca que é quase dividida em duas metades pela fissura mediana anterior e pelo septo mediano posterior que se estende até à substância cinzenta da medida central que envolve o canal central. A fissura mediana anterior não separa completamente a substância branca, uma estreita comissura branca situa-se anteriormente à substância cinzenta.

3.3.2 Massa cinzenta

A substância cinzenta da medula espinal é uma estrutura central em forma de H, rodeada por feixes de substância branca. A massa cinzenta em forma de H ou de borboleta é constituída por dois cornos dorsais que se estendem em direção às superfícies dorso-laterais da medula e dois cornos ventrais mais espessos que se estendem em direção às superfícies ventrolaterais.

Os cornos dorsais contêm as células nervosas dos neurónios intermédios dos arcos reflexos espinhais. Os cornos ventrais são largos nas regiões cervical e lombar. Ao nível das vértebras T1 a T12 (primeira a décima segunda vértebras torácicas), existe uma coluna lateral de massa cinzenta entre os cornos anterior e posterior. Esta contém pequenas células conectoras do sistema simpático

A substância gelatinosa situa-se na extremidade dos cornos posteriores e, juntamente com a massa cinzenta na sua superfície, é responsável pela transmissão dos impulsos de dor.

A comissura cinzenta liga as regiões esquerda e direita da massa cinzenta. É a parte média do "H" que rodeia o canal central, uma continuação descendente do quarto ventrículo.

3.3.3 Matéria branca

A substância branca da medula espinal é constituída por feixes de axónios mielinizados que percorrem a medula para cima e para baixo, proporcionando uma via de comunicação entre os diferentes níveis do SNC. A substância branca está disposta em feixes denominados Colunas/Funiculi (colunas/Funiculi dorsal/posterior, lateral e anterior/ventral). Cada coluna de substância branca é constituída por subdivisões conhecidas como tractos.

A coluna lateral está normalmente associada à coluna anterior/ventral, quando é conhecida como coluna antero-lateral, ou à coluna posterior, quando é conhecida como coluna dorsolateral. Estas colunas contêm os tractos ascendente e descendente.

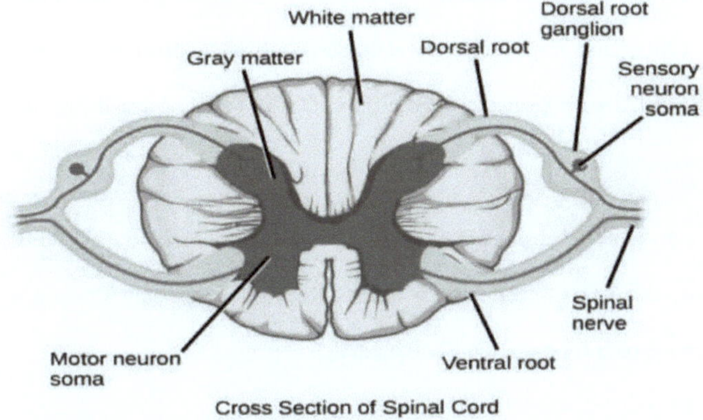

Figura 12: Secção transversal da medula espinal

3.3.4 Tractos da medula espinal

O conhecimento da localização e das funções dos tractos é essencial na gestão das lesões da espinal medula, das perdas funcionais e da reabilitação. Os tractos ascendentes transportam informações para cima da medula espinal e os tractos descendentes transportam informações para baixo da medula (impulsos motores).

Todas as fibras de um determinado trato têm uma origem, um destino e uma função. Muitas das fibras apresentam decussação (cruzamento) no interior da medula espinal ou na medula. Como resultado, cada lado do cérebro recebe informação sensorial do lado oposto (contra-lateral) do corpo e emite impulsos motores para esse mesmo lado. Isto significa que o hemisfério cerebral esquerdo sente e controla o lado direito do corpo e vice-versa.

Nota: No entanto, nem todas as fibras espinais se cruzam ou decussam. Diz-se que estas permanecem no mesmo lado (lado ipsilateral) do corpo.

Tratos ascendentes da medula espinhal

1. Fascículo grácil - Percorre o aspeto medial da coluna dorsal e decussa na medula; transporta sinais sensoriais relativos aos movimentos do corpo, à posição dos membros, à discriminação do tato fino e à pressão. Tem origem no lado ipsilateral do corpo abaixo do nível de T6 (sexta vértebra torácica). De T6 para baixo, o fascículo grácil constitui toda a coluna dorsal da medula espinal.

2. Fasciculus Cunneatus - Une-se ao fascículo grácil ao nível de T6 para cima e transporta os mesmos sinais sensoriais, Decussa na medula. No tronco cerebral, o fascículo grácil e o fascículo Cunneatus unem-se para formar o lemnisco medial.

3. Tractos espino-cerebelares dorsal e ventral - viajam através da coluna lateral e transportam sinais dos músculos e tendões das pernas e do tronco para o cerebelo. Isto fornece feedback de coordenação pelo cerebelo para coordenar os movimentos musculares. O trato espino-

cerebelar dorsal não se divide, mas o trato espino-cerebelar ventral divide-se no cordão umbilical.

4.   Tractos espinotalâmicos - têm origem na coluna anterior e lateral (sistema espinotalâmico anterolateral). Este trato decussa na medula e transporta sinais de toque leve, cócegas, comichão, temperatura, dor e pressão. Termina no tálamo, que retransmite o impulso para o cérebro.

Tractos descendentes da medula espinal

1.   Trato teto-espinal - Começa no teto (mesencéfalo), decussa-se contra lateralmente no tronco cerebral e na medula inferior e ramifica-se nos tractos teto-espinais lateral e medial de

medula espinal superior. Estas vias estão envolvidas nos movimentos reflexos da cabeça e do pescoço, especialmente em resposta a estímulos visuais e auditivos (ver notas sobre o mesencéfalo).

2.   Tratos corticoespinhais - transmitem impulsos motores do córtex cerebral para movimentos precisos e finamente controlados. A maioria dos tratos corticoespinhais cruza para o lado contralateral do corpo na medula inferior para formar o trato corticoespinhal lateral da medula, alguns permanecem ipsilateralmente para formar os tratos corticoespinhais ventrais.

3.   Tractos reticuloespinhais laterais e mediais - têm origem na formação reticular do tronco cerebral e controlam os músculos flexores e extensores dos membros superiores e inferiores para manter o equilíbrio e a postura.

4.   Trato vestibulospinal - Surge do núcleo vestibular que recebe impulsos do ouvido interno. O trato passa pela coluna ventral da medula espinal; também controla os músculos dos membros que mantêm o equilíbrio.

5.   Tratos rubrospinais - permanentes noutros mamíferos para além do homem, têm como função

auxiliar o movimento muscular e, embora representados em diagramas de anatomia humana,

não têm funções específicas no homem.

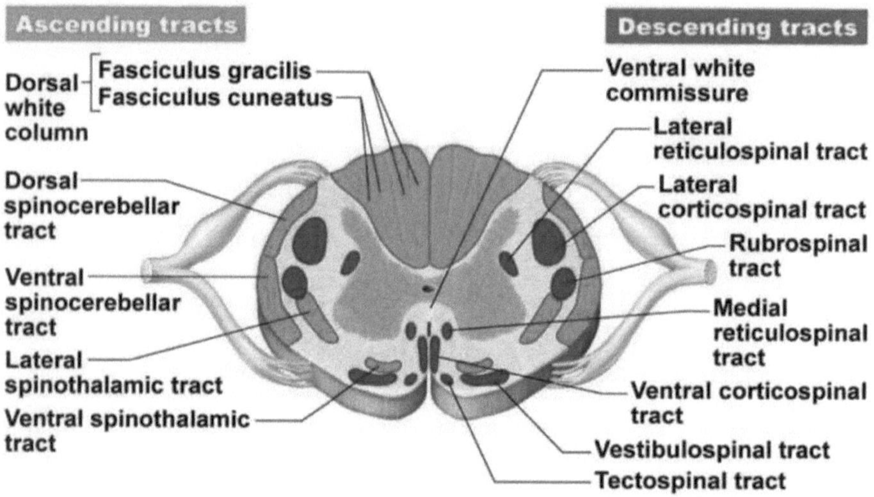

Figura 13: Trajectos ascendentes e descendentes da medula espinal

3.3.5 Fornecimento de sangue arterial à medula espinal

A medula espinhal é irrigada pelas artérias espinhais anterior e posterior. (Ramos das artérias

vertebrais) A artéria espinal posterior fornece a coluna posterior (substância cinzenta e branca) e

anastomose no cone medular com a artéria espinal anterior.

Capítulo 4

4.0 Introdução ao tempo de reação como meio de avaliação da toxicodependência

4.1 Tempo de reação

O tempo de reação (TR) correlaciona um acontecimento mental com uma medida física. Mede a rapidez com que um organismo responde a um estímulo e isso depende da velocidade da capacidade de processamento do sistema nervoso central. Um sistema sensorial intacto, uma capacidade de processamento cognitivo normal e um desempenho motor são pré-requisitos para o TR. Por exemplo, quando um organismo é estimulado, os neurónios sensoriais convertem o estímulo num sinal eletroquímico, que percorre o comprimento do(s) neurónio(s) sensorial(ais), depois através de um neurónio ou neurónios do sistema nervoso central e, por fim, através do comprimento do(s) neurónio(s) motor(es) para provocar a resposta. Assim, o TR mede o intervalo de tempo entre o nível da estimulação e a resposta dos neurónios motores. O RT é medido em milissegundos (mseg) e varia consoante o tipo de instrumentos de medição. Reflecte a velocidade do fluxo dos processos neurofisiológicos, cognitivos e de informação que são aumentados pelo início do estímulo no sistema sensorial da pessoa. A receção da informação (auditiva ou visual), o seu processamento, a tomada de decisão e a resposta ou execução do arco motor, que se sucedem, referem-se ao que chamamos de TR (Baayen e Millin, 2010).

4.2 A importância do tempo de reação

O tempo de reação (TR) é um indicador poderoso e um bom sensor da coordenação motora e do desempenho de um indivíduo. O tempo de reação de um indivíduo mostra, em grande medida, a integridade da sua

cognições. É um instrumento fiável utilizado na avaliação da normalidade do funcionamento do SNC.

Determina a velocidade da capacidade de processamento do SNC. Determina igualmente o estado de alerta de um indivíduo. É utilizado para prever a eficiência do cérebro. Fornece informações sobre o SNC para sinais sensoriais e motores (Badwe *et al.*, 2012). É um dos métodos fiáveis utilizados pelos psicólogos experimentais para estudar a velocidade de processamento central da informação e as respostas periféricas coordenadas.

O tempo de reação é uma medida física de um acontecimento mental. Ou seja, a rapidez com que uma pessoa responde a uma situação da vida real depende do seu tempo de reação. Por exemplo, alguns indivíduos são muito rápidos em tudo o que fazem, enquanto outros são lentos, o que se deve provavelmente a diferenças no seu tempo de reação. De acordo com as conclusões de Shah *et al.* (*2010*), um tempo de reação prolongado (tempo de reação lento) denota uma diminuição do desempenho. Este é um indicador de distorção do sistema sensorial, cognitivo e motor. O efeito resultante de um tempo de reação lento pode ser perigoso para a vida de uma pessoa devido às suas implicações práticas em situações da vida real. Por exemplo, espera-se que um condutor trave quando necessário, que os médicos, os farmacêuticos e os enfermeiros respondam a situações de emergência o mais rapidamente possível para salvar vidas. Por conseguinte, um SNC intacto é um fator determinante para um tempo de reação mais rápido, porque qualquer alteração do SNC pode interferir no tempo de reação, aumentando ou diminuindo o tempo de reação de um indivíduo, o que pode ser positiva ou negativamente compensador.

4.3   Tipos de tempo de reação

Três tipos de tempo de reação foram delineados por Luce, (1986) e Welford, (1980). Estes incluem os seguintes;

1. RT simples,

2. Reconhecimento RT, e

3. Escolha RT.

Tempo de reação simples (um estímulo e uma resposta), tempo de reação de reconhecimento (alguns estímulos são respondidos e outros não) e tempo de reação de escolha (múltiplos estímulos e múltiplas respostas), em que o utilizador deve responder de acordo com o estímulo correspondente. O tempo de reação de escolha é semelhante ao tempo de reação do Arduino (ART), na medida em que ambos funcionam com base no mesmo princípio, ou seja, múltiplos estímulos e múltiplas respostas.

O TR de escolha consiste em: tempo de processamento mental, tempo de condução nervosa, tempo de movimento e tempo de resposta do dispositivo. O tempo de processamento mental é o tempo que o cérebro demora a analisar a informação recebida. O tempo de condução nervosa é o tempo que os neurónios sensoriais demoram a transmitir a mensagem recebida do recetor para o cérebro ou para a espinal medula. O tempo de movimento é o tempo necessário para relacionar o acontecimento mental com a medida física, ou seja, o tempo de resposta. O tempo de resposta do dispositivo é o tempo que o dispositivo ou instrumento utilizado demora a responder. De acordo com a teoria do tambor de memória proposta por Henry e Rogers, as respostas complexas, como o tempo de reação de escolha, requerem mais informação armazenada e, por isso, demoram mais tempo a reagir (Henry e Rogers, 1960).

4.4   Factores que afectam a RT

Foram identificados muitos factores que afectam o TR, incluindo a idade, o sexo, a aptidão física, o nível de fadiga, a excitação, a distração, as drogas, a personalidade, o tipo de membro utilizado no teste, o ritmo biológico, a privação de sono e o tipo de experiência (Baayen e Millin, 2010). Outros factores incluem os seguintes;

1. **Excitação;** este é um dos factores mais investigados que afectam o TR. O estado de espírito ou a excitação podem afetar o TR de um indivíduo, por exemplo, a tensão muscular. O TR é mais rápido com um nível intermédio de excitação e mais lento quando o sujeito está demasiado relaxado ou demasiado tenso (Welford, 1980).

2. **Idade;** o TR é mais rápido desde a infância até ao final dos 20 anos e depois aumenta até aos 50 e 60 anos e torna-se mais lento à medida que a pessoa entra nos 70 e mais anos (Welford, 1977).

3. **Gerder**; o RT é mais rápido no género masculino do que no género feminino (Bellis, 1933).

4. **Mão esquerda vs mão direita**; os hemisférios do cérebro são especializados para tarefas diferentes. O hemisfério esquerdo é responsável pelo cérebro verbal e lógico, enquanto o hemisfério direito controla ou governa a criatividade, as relações espaciais, o reconhecimento facial e as emoções, entre outras coisas. Além disso, o hemisfério direito controla o esquerdo e o esquerdo controla o direito. Este facto levou os investigadores a pensar que o RT é mais rápido com a mão esquerda no que diz respeito às relações espaciais, por exemplo, apontar para um alvo.

5. **Fadiga;** o TR é mais lento quando os indivíduos estão fatigados (Welford, 1980). Este facto é mais notório em situações complicadas do que em tarefas simples de TR (Singleton, 1953).

6. **Aviso de estímulos iminentes**; de acordo com Welford (1980), os RTs são mais rápidos quando os sujeitos foram avisados de que um estímulo chegará em breve.

7. **Exercício**; O exercício pode afetar o TR. Os indivíduos em boa forma física têm um tempo de reação mais rápido (Welford, 1980). Davranche *et al.*, (2006) também concluíram que o exercício físico melhora o tempo de reação ao aumentar a excitação.

8. **Distração**; o efeito da distração pode depender do estado emocional e de experiências

anteriores. Reed e Antonova (2007) frustraram alguns sujeitos, dando-lhes problemas insolúveis, e depois testaram os tempos de reação de todos os sujeitos com distração. Os sujeitos a quem tinham sido dados os problemas difíceis estavam mais lentos e distraídos do que os sujeitos que não tinham sido frustrados antes da medição do tempo de reação. Resultados semelhantes foram citados por Gerdes *et al.* (2008), que descobriram que os sujeitos com fobia a aranhas tinham o seu tempo de reação mais lento com imagens de aranhas do que com imagens de objectos como flores e cogumelos. Isto deveu-se ao facto de os indivíduos com fobia não conseguirem desviar o olhar das imagens de aranhas com a mesma rapidez com que desviaram o olhar das outras imagens.

9. Privação de sono; A privação de sono afecta significativamente o tempo de reação. De acordo com Philip *et al.* (2004), 24 horas de privação de sono aumentaram os tempos de reação (abrandaram o tempo de reação) de indivíduos com 20-25 anos, mas não tiveram qualquer efeito nos tempos de reação de indivíduos com 52-63 anos. Do mesmo modo, Van den Berg e Neely (2006) verificaram que a privação de sono fazia com que os sujeitos tivessem tempos de reação mais lentos e perdessem estímulos durante um período de teste que durou duas horas.

10. **Álcool;** de acordo com Hernandez *et al.* (2007), o abrandamento do tempo de reação provocado pelo álcool deve-se a um abrandamento da ativação muscular e não da ação muscular.

11. **Drogas estimulantes;** Lorist e Snel (1997) verificaram que doses moderadas de cafeína diminuíam o tempo que os sujeitos levavam a encontrar um estímulo-alvo e a preparar uma resposta para uma tarefa complexa de tempo de reação.

4.5   Abuso de codeína e tempo de reação

Vários estudos referiram o efeito do abuso de drogas no tempo de reação. No entanto, não existem estudos que tenham incidido particularmente sobre o efeito do abuso de xarope para a tosse contendo codeína (CCCS) no tempo de reação. Os processos cognitivos são normalmente inferidos a partir de dados comportamentais como o tempo de reação e a precisão (Van *et al.*, 2012). Mas existe a possibilidade de o abuso prolongado de CCCS interferir com o processamento cognitivo do SNC. Isto deve-se ao facto de a codeína ser um depressor do SNC; reduz o nível de atividade do SNC e pode provavelmente abrandar o tempo de reação. Arebai e Uthman (2016) confirmaram nos seus estudos que o tempo de reação era mais lento nos consumidores abusivos de CCCS. No entanto, são necessários mais estudos neste domínio para resistir ao teste do tempo, uma vez que nem todas as investigações estão completamente isentas de preconceitos.

Os efeitos da toxicodependência no SNC podem provocar alterações dramáticas no tempo de reação (TR) do indivíduo, o que pode resultar em recompensas positivas ou negativas. É positivamente gratificante quando se é muito esperto a desviar-se de um buraco enquanto se conduz nas vias rápidas e negativamente gratificante quando não se é capaz de o fazer. Isto significa que as implicações de um tempo de reação lento são realmente ousadas.

4.6   Alguns trabalhos anteriores sobre o tempo de reação

O estudo do tempo de reação (TR) estende-se por mais de um século e constitui um indicador da capacidade de processamento do SNC. Segundo Badwe *et al.*, (2012), o TR é um meio simples de determinar o desempenho sensorial e motor. O estudo pioneiro do tempo de reação foi o de Donders em 1868. Ele mostrou que um tempo de reação simples é mais curto do que um tempo de reação de reconhecimento e que o tempo de reação de escolha é o mais longo de todos. Laming (1968) concluiu que os tempos de reação simples eram em média de 220 mseg, mas os tempos de reação de reconhecimento eram em média de 384 mseg. Isto está de acordo com muitos estudos, que concluem que um estímulo complexo (por exemplo, várias letras no reconhecimento de símbolos vs. uma letra) provoca um tempo de reação mais lento (Brebner e Welford, 1980). Miller e Low (2001) determinaram que o tempo de preparação motora (p. ex., tensão muscular) e de resposta motora era o mesmo nos três tipos de teste de tempo de reação, o que implica que as diferenças no tempo de reação se devem ao tempo de processamento. Hick (1952) verificou que, em experiências de tempo de reação de escolha, a resposta era proporcional ao log (N), em que N é o número de diferentes estímulos possíveis. Por outras palavras, o tempo de reação aumenta com N, mas quando N se torna grande, o tempo de reação já não aumenta tanto como quando N era pequeno. Esta relação é designada por "Lei de Hick".

Sternberg (1969) sustentou que, em experiências de reconhecimento, à medida que o número de itens no conjunto de memória aumenta, o tempo de reação aumenta proporcionalmente (ou seja, proporcional a N, e não ao log N). Os tempos de reação variavam entre 420 mseg para um estímulo válido (como uma letra no reconhecimento de símbolos) e 630 mseg para 6 estímulos válidos, aumentando cerca de 40 mseg de cada vez que era acrescentado outro item ao conjunto de memória. Nickerson (1972) analisou vários estudos de reconhecimento e concordou com estes resultados. Muitos investigadores confirmaram que a reação ao som é mais rápida do que a reação à luz, sendo os tempos médios de reação auditiva de 140-160 mseg e os tempos de reação visual de 180-200 mseg (Galton, 1899). Talvez isto se deva ao facto de um estímulo auditivo demorar apenas 8-10 mseg a chegar ao cérebro (Kemp *et al.*, 1973).

4.7 Arduino

Trata-se de uma empresa de hardware e software, um projeto e uma comunidade de utilizadores que concebe e fabrica hardware de código aberto e kits baseados em microcontroladores para a construção de dispositivos digitais e objectos interactivos capazes de detetar e controlar dispositivos físicos (David, 2011).

4.7.1 Tipos de Arduino

Estes incluem o Arduino Diecimila, o Arduino Duemilanove, o Arduino UNO, o Arduino Leonardo, o Arduino Mega 2560 R3, o Arduino Nano, o Arduino Due, o Lilypad Arduino e o Arduino Yun. Estes diferentes tipos de Arduino têm diferentes velocidades de processamento.

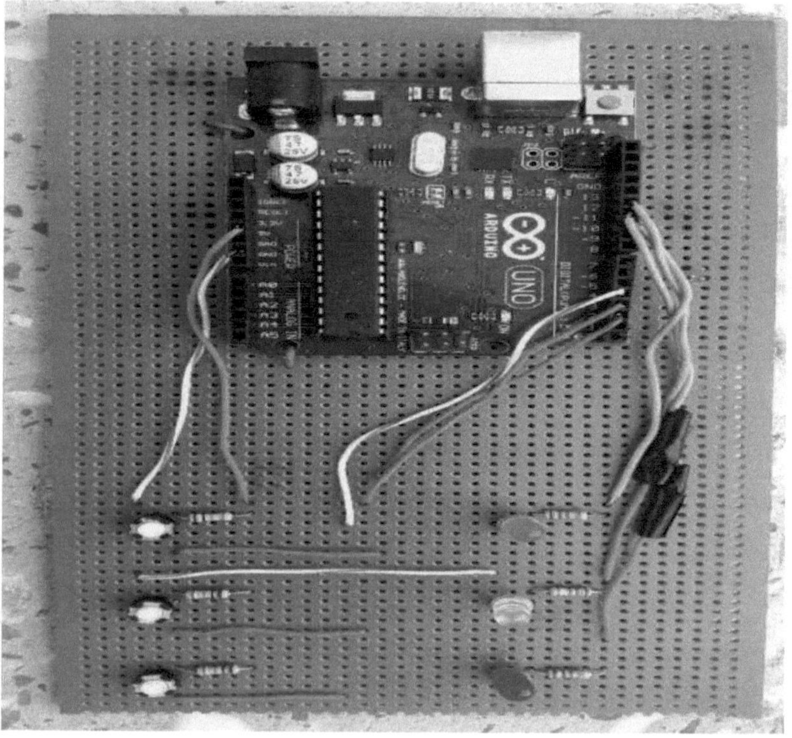

Figura 14: Um aparelho Arduino

Capítulo 5

5.0 Um trabalho de protótipo sobre o tempo de reação: avaliação do tempo de reação do Arduino entre os consumidores abusivos de xarope para a tosse contendo codeína no campus principal da Universidade de Maiduguri, Nigéria.

5.1 Introdução

5. 1.1 Antecedentes

A toxicodependência ou abuso de substâncias é um problema grave em todo o mundo (Gabinete das Nações Unidas para a Droga e o Crime, 2005). Está generalizada a nível mundial, estimando-se em 120 milhões o número de consumidores de drogas duras, como a cocaína, a heroína, os opiáceos, especialmente a codeína, e outras drogas sintéticas. Em 2013, as perturbações associadas ao consumo de droga causaram 127 000 mortes e 53 000 em 1990. Este facto chamou a atenção das agências de saúde pública e de controlo da droga para estratégias de combate a esta ameaça (Forman *et al.*, 2006). O número mais elevado de mortes foi registado nos transtornos relacionados com o consumo de opiáceos, com 51 000.

De acordo com Haladu (2003), a toxicodependência é uma autoadministração excessiva e persistente de uma droga, sem ter em conta os padrões médica ou culturalmente aceitáveis. Odejide (2000) postulou que se diz que se abusa de uma droga quando o seu uso não é farmacologicamente necessário, especialmente quando é utilizada face a uma proibição legal. Albsoul-Younes *et al.* (2010) definem o abuso como a utilização de drogas para fins não médicos, ou seja, para experimentar os seus efeitos de alteração da mente, enquanto o "uso indevido" se aplica à utilização de uma droga para fins médicos legítimos, mas de forma incorrecta, ou seja, a sua utilização por um período mais longo do que o prescrito ou numa dose mais elevada do que a recomendada na embalagem.

Na nossa sociedade atual, o abuso de drogas tem conduzido a crimes organizados e à interrupção de programas académicos normais. Culminou com o aumento das actividades de culto secreto nas escolas secundárias e na maioria das universidades nigerianas, o que tem sido uma fonte de ameaça para vidas e propriedades. As drogas alteram o funcionamento biológico e psicológico normal do corpo, especialmente o sistema nervoso central (Melis *et al.*, 2005). Oshikoya e Ali (2006), nos seus estudos sobre a perceção da toxicodependência entre os estudantes universitários nigerianos, também identificaram a dependência e o vício como uma das principais consequências da toxicodependência, caracterizada por comportamentos compulsivos de procura de droga, mesmo perante consequências negativas.

As drogas de que se abusa frequentemente incluem: álcool, barbitúricos, benzodiazepinas, canábis, cocaína, metaqualona, opiáceos e anfetaminas de substituição. Entre as drogas de abuso, a codeína é excecionalmente abusada e frequentemente abusada em xaropes para a tosse que contêm codeína, tais como: benilyn/codeína, prometazina/codeína e muitas outras combinações. A utilização abusiva de xaropes para a tosse que contêm codeína, especialmente no nordeste da Nigéria, é altamente alarmante e este facto chamou a atenção dos legisladores para que promulgassem leis que ajudassem a reduzir esta ameaça (Umar, 2010). A causa exacta da toxicodependência não é clara, com teorias que incluem uma das duas: ou uma disposição genética, que é aprendida com os outros, ou um hábito que, se a dependência se desenvolver, se manifesta como uma doença crónica debilitante. As drogas são capazes de alterar o sistema nervoso central, onde toda a informação está a ser processada.

Os efeitos do abuso de drogas no SNC podem ter um impacto dramático no tempo de reação (TR) do indivíduo, o que pode resultar em recompensas positivas ou negativas.O TR fornece informações sobre o SNC para sinais sensoriais e motores (Badwe *et al.*, 2012).É um dos métodos fiáveis utilizados particularmente por psicólogos experimentais para estudar a velocidade de processamento de informação central e as respostas periféricas coordenadas. Quando um organismo é estimulado, os neurónios sensoriais convertem o estímulo num sinal eletroquímico, que percorre o comprimento do(s) neurónio(s) sensorial(ais), depois através de um neurónio ou neurónios do sistema nervoso central, e depois percorre o comprimento do(s) neurónio(s) motor(es) para provocar a resposta. Assim, o TR mede o intervalo de tempo entre o nível da estimulação e a resposta dos neurónios motores.

.87.2 Comparação do tempo de reação do Arduino entre o grupo com abuso de codeína e o grupo
sem abuso de codeína:

Geralmente, os neurónios motores provocam a contração de um músculo ou a secreção de uma substância por uma glândula. As reacções que envolvem apenas o recetor, a espinal medula e os efectores, são mais rápidas do que as que envolvem o processamento no cérebro. As reacções que apenas viajam para, através e a partir da medula espinal são frequentemente designadas por reflexos espinais ou reflexos mediados pela medula; retirar a mão de um fogão quente é um exemplo de um reflexo deste tipo. Reflecte a velocidade do fluxo dos processos neurofisiológicos, cognitivos e de informação que são aumentados pelo início do estímulo no sistema sensorial da pessoa. A receção da informação (auditiva ou visual), o seu processamento, a tomada de decisão e a resposta ou execução do arco motor, que se sucedem, referem-se ao que chamamos de TR (Baayen e Millin, 2010).

Um tempo de reação lento pode levar a uma cognição deficiente e os efeitos resultantes são serviços deficientes e baixa produtividade. O tempo de reação lento é um indicador de distorção do sistema sensorial, cognitivo e motor. O efeito resultante de um tempo de reação lento pode ser perigoso para a vida de uma pessoa devido às suas implicações práticas em situações da vida real. Por exemplo, espera-se que um condutor trave quando necessário, que os médicos, os farmacêuticos e os enfermeiros respondam a situações de emergência o mais rapidamente possível para salvar vidas. Por conseguinte, um SNC intacto é um pré-requisito para um tempo de reação mais rápido; porque qualquer alteração do

O SNC pode interferir com o tempo de reação, aumentando ou diminuindo o tempo de reação de um indivíduo.

1.1.2 Importância do estudo

Este estudo é o primeiro do seu género a investigar o tempo de reação dos utilizadores abusivos de CCCS. O trabalho oferecerá uma ferramenta alternativa para a avaliação de indivíduos por prestadores de cuidados de saúde e autoridades reguladoras, como gabinetes de licenciamento, agências de segurança rodoviária, etc.

1.1.3 Âmbito da investigação

O âmbito desta investigação examina o tempo de reação do Arduino (ART) entre os utilizadores de xarope para a tosse contendo codeína (CCCS) nos alojamentos dos estudantes da Universidade de Maiduguri e nos bairros residenciais do pessoal.

1.1.4 Declaração do problema de investigação

A toxicodependência é um problema mundial e chamou a atenção das agências de saúde pública e de controlo da toxicodependência para estratégias de combate a esta ameaça (Forman *et al., 2006)*. Muitos crimes, como violações, assassínios e roubos, são imputáveis ao consumo de drogas. A dependência e o vício são uma consequência da toxicodependência, incluindo perturbações do SNC que afectam o tempo de reação. Em 2013, os distúrbios relacionados com o consumo de drogas causaram 127 000 mortes e 53 000 em 1990. O abuso de substâncias, em especial de CCCS, é um problema de saúde grave no norte da Nigéria, o que chamou a atenção das agências de saúde pública e de controlo de drogas para estratégias de combate à ameaça (Forman *et al., 2006)*. Por conseguinte, este estudo foi concebido para avaliar o efeito do CCCS no tempo de reação do Arduino.

1.1.5 Finalidades e objectivos

Objetivo do estudo

Para determinar se a codeína aumenta ou diminui o tempo de reação do Arduino.

Objectivos específicos do estudo:

i. Examinar o tempo de reação dos utilizadores de CCCS e dos não utilizadores.

ii. Avaliar a prevalência de tempo de reação lento entre o grupo com antecedentes de abuso de CCCS e o grupo sem antecedentes de abuso de CCCS.

iii. Determinar a influência dos factores sociodemográficos no tempo de reação dos utilizadores e não utilizadores de CCCS.

iv. Determinar as correlações entre o historial de abuso de codeína e o ART lento.

1.1.6 Hipóteses de investigação

H0: O abuso de codeína não afecta significativamente o TARV.

H0: Os factores sociodemográficos e as variáveis selecionadas não afectam significativamente o TARV entre os grupos com antecedentes de abuso de codeína.

H0: As variáveis sócio-demográficas não afectam significativamente o TARV entre os grupos sem história de abuso de codeína.

5.2 Métodos

5.2.1 Área de estudo

Maiduguri é a capital e a maior cidade do Estado de Borno, no nordeste da Nigéria. A cidade situa-se ao longo do rio sazonal Ngadda, que desaparece nos pântanos de Firki nas áreas em redor do Lago Chade. Maiduguri foi fundada em 1907 como um posto militar avançado pelos britânicos e, desde então, tem crescido rapidamente, com uma população de cerca de 1 907 600 habitantes em 2007. Os seus habitantes são maioritariamente Kanuri, incluindo os grupos étnicos Hausa, Shuwa, Bura, Marghi e Fulani. Há também uma população cristã considerável e pessoas dos Estados do Sul, como os Igbo, I jaw e Yoruba. A cidade é considerada o coração da insurreição do Boko Haram (Nossita, 2015).

5.2.2 Conceção da investigação

Este estudo foi concebido para examinar o tempo de reação do Arduino (ART) entre os utilizadores de xarope para a tosse contendo codeína (CCCS) e a extensão do seu abuso, nos alojamentos dos estudantes da Universidade de Maiduguri e nos bairros residenciais do pessoal.

5.2.3 Tamanho da amostra

O estudo utilizou uma população total de duzentos e um (201) voluntários, incluindo um

cento e um (101) utilizadores do CCCS e cem (100) não utilizadores do CCCS na área de estudo.

5.2.4 Instrumentos de investigação

Os instrumentos utilizados neste estudo são os seguintes;

    (a) Questionários auto-elaborados e validados por peritos,

    (b) Testador ART e

    (c) Computador portátil Hp Window 8

5.2.5 Método de recolha de dados

Os objectivos da investigação foram definidos e a participação foi voluntária, com o consentimento informado dos participantes após uma introdução prévia do trabalho, garantindo que os dados recolhidos seriam utilizados apenas para fins académicos. Para o estudo, foram utilizados questionários auto-elaborados e validados por peritos.

5.2.6 Administração de questionários e medição de ART

Distribuição de questionários estruturados auto-desenvolvidos e validados pelas expectativas a ambos os grupos (grupos de tratamento e de controlo), seguida da medição do tempo de reação do Arduino (ART) de cada voluntário até 20 - 50 vezes, utilizando o testador do tempo de reação do Arduino (ART). Os participantes de ambos os grupos foram primeiro submetidos a cinco minutos de prática para melhorar as suas competências na tarefa que lhes era exigida, após consideração de critérios específicos de exclusão e inclusão, com o consentimento prévio informado dos participantes e a participação foi voluntária. O aparelho de teste ART é composto por três estímulos luminosos diferentes: vermelho, branco e amarelo, ligados a botões correspondentes, e os participantes foram instruídos a premir um botão sempre que uma das luzes aparecesse aleatoriamente, de acordo com a luz que lhe correspondia. Os resultados foram apresentados no ecrã do computador, as médias foram calculadas e o tempo médio de reação do Arduino (TMA) foi calculado em milissegundos. Análise e apresentação dos dados

O SPSS (Statistical package for the Social Sciences) foi utilizado para a análise dos dados e o teste T de Student foi utilizado para a análise comparativa do ART dos grupos de controlo e de tratamento, sendo os resultados apresentados numa tabela estatística.

5.2   Resultados

5.3.1   Demografia e caraterísticas básicas da população de estudo:

Um total de 186 de 201, constituindo 92,5 %, eram do sexo masculino. Esta observação foi, no entanto, significativamente diferente entre os géneros (p= 0,015), com o grupo com antecedentes de abuso de codeína a ter provavelmente um menor número de mulheres do que o grupo sem antecedentes de abuso de codeína. Um total de 174 (86,6%) da população do estudo situa-se na faixa etária dos 20-30 anos, não havendo diferenças significativas entre os grupos com abuso de codeína e sem abuso de codeína. Um total de 152 (75,6%) da população do estudo são estudantes, com diferenças significativas entre os dois grupos (valor de p = 0,001). Enquanto um total de 122 (60,7%) da população do estudo são titulares de SSCE/WAEC, com diferenças significativas entre os grupos com e sem abuso de codeína (valor de p = 0,001). O tempo médio de reação ao Arduino dos indivíduos com historial de abuso de codeína foi significativamente mais elevado do que o do grupo sem historial de abuso de codeína, quando comparado com o sexo, a idade, a profissão ou o nível de ensino mais elevado (Tabela 5.2)

5.3.3   Análise de regressão multivariada de factores correlacionados com o tempo de reação lento do Arduino:

Após o ajuste para outras possíveis variáveis de fundo de confusão, apenas o sexo feminino (valor de p = 0,042, OR =3,837, 95% CI: 1,049 -14,040) e o historial de abuso de codeína (valor de p < 0,001, OR = 27,679, 95% CI: 11,219 -68,287) demonstraram uma previsão independente do tempo de reação lento. Os indivíduos com antecedentes de abuso de codeína correm um risco 27,69 vezes maior de ter um tempo de reação lento do que os indivíduos sem antecedentes de abuso de codeína. Por outro lado, o género feminino corre um risco 3,837 vezes maior de ter um tempo de reação lento do que o género masculino. A idade, a profissão e o nível de escolaridade mais elevado não apresentam uma correlação significativa com a prevalência do tempo de reação lento (Quadro 5.3).

5.3.4 Análise de regressão multivariada do tempo de reação lento do Arduino em indivíduos com antecedentes de abuso de codeína:

Existe uma diferença significativa na faixa etária entre os 31 e os 40 anos (valor p < 0,034, OR = 0,014, 95% CI = 0,000 - 0,723) depois de todos os outros factores potenciais terem sido isolados. O tempo de reação dos indivíduos desta faixa etária é significativamente mais rápido, o que significa uma melhor melhoria do RT do SNC (Tabela 5.4). Análise multivariada do tempo de reação lento do Arduino entre os grupos sem história de abuso de codeína:

Entre os grupos sem história de abuso de codeína, apenas o sexo feminino (valor de P < 0,009), OR = 10,858, 95% CI = 1,815 - 64), tem maior probabilidade de desenvolver um tempo de reação lento do que os indivíduos do sexo masculino. O género feminino corre um risco 10,858 vezes maior de ter um TR lento do que o género masculino. Isto implica que a prevalência do tempo de reação é função da diferença de género (Tabela 5.5).

Tabela 5.1 Demografia e caraterísticas básicas da população de estudo:

Variável	Total f (%) N= 201	Grupos estudados f (%) Abusadores de codeína n= 101	Não consumidores de codeína n= 100	Valor P
Género				0.015*
Feminino	15 (7.5)	3(3.0)	12(12.0)	
Masculino	186 (92.5)	98(97.0)	88(88.0)	
Idade				0.339
13 - 19	2 (1.0)	1(1.0)	1(1.0)	
20 - 30	174 (86.6)	84(83.2)	90(90.0)	
31 - 40	25 (12.4)	16(15.8)	9(9.0)	
Ocupação				0.001*
Estudante	152 (75.6)	64(63.4)	88(88.0)	
trabalhador independente	34 (16.9)	27(26.7)	7(7.0)	
funcionário público	11 (5.5)	6(5.9)	5(5.0)	
Agricultura	2 (1.0)	2(2.0)	0 (0.0)	
Condutor	2 (1.0)	2(2.0)	0 (0.0)	
Qualificação académica mais elevada.				<0.001*
FSLC	1 (0.5)	1 (1.0)	0 (0.0)	
SSCE/WAEC	122 (60.7)	39 (38.6)	83 (83.0)	
Escola islâmica	19 (9.5)	19 (18.8)	0 (0.0)	
Diploma	29 (14.4)	21 (20.8)	8(8.0)	

Grau	30 (14.9)	21 (20.8)	9(9.0)

*significativo a um valor de p < 0,05

Tabela 94.2: Comparação do tempo de reação do Arduino entre o grupo com abuso de codeína e o grupo sem abuso de codeína

Variável	GRUPOS Reação média		Tempo (IC 95%)		MD	Valor P
	Com abuso de codeína (n=101)		Sem abuso de codeína (n=100)			
	n	MRT (95% CI)	F	MRT (95% CI)		
	101	805.31 (774.16 836.45)	100	542.40 (524.16 - 560.64)	262.91	<0.001*
Género						
Feminino	3	886.67(767.80 - 1005.53)	12	605 (531.25 - 678.75)	281.67	<0.004*
Masculino	98	802.8163 (770 - 834.65)	88	533.86 (516.27 - 551.46)	268.95	<0.001*
Idade						
13 - 19	1	NC	1	NC		
20 - 30	84	815.31 (781.48 - 849.14)	90	539.22 (520.41 - 849.14)	276.09	0.001*

Tabela 5.2b: Comparação do tempo de reação do Arduino do grupo com abuso de codeína e do grupo sem abuso de codeína

Variável	GRUPOS Tempo médio de reação (IC 95%)				MD	Valor P
	Com abuso de codeína (n=101)		Sem abuso de codeína (n=100)			
	n	MRT (95% CI)	F	MRT (95% CI)		
Ocupação Estudante	64	799.94 (762.44 - 837.44)	88	542.95 (523.18 - 562.73)	256.98	<0.001*
Trabalhador por conta própria	27	792.59 (726.52 - 858.66)	7	554.29 (491.74 - 616.83)	238.31	<0.002*
Funcionário público	6	900.00 (819.66 - 980.34)	5	516.00 (439.43 - 592.57)	384.00	<0.001*
Qualificação académica mais elevada.						
SSCE /WA EC	39	819.74 (766.17 - 873.32)	83	539.04 (519.44 - 837.55)	280.71	0.001*
Diplo ma	21	780.95 (722.80 - 839.11)	8	558.75 (485.19 - 632.31)	222.20	0.001*
Grau e	21	796.00 (729.79 - 862.20)	9	558.89 (486.47 - 631.31)	237.11	0.001*

Tabela 5.3: Análise de regressão multivariada dos factores que se correlacionam com o tempo de reação lento do Arduino (Modelo 1)

Variável		% com Arduino lento tempo de reação	OU	95 % IC	valor p
	n				
Género					

	N	% com tempo de reação lento do Arduino	OU	95 % CI	valor p
Feminino	15	53.3	3.837	1.049 - 14.040	0.042
Masculino	186	51.6	Referente		
Idade					
13 - 19	2	50.0	Referente		
20 - 30	174	51.1	0.983	0.022 - 44.776	0.889
31- 40	25	56.0	0.704	0.012 - 40.002	0.993
Ocupação					
Estudante	152	47.4	Referente		
Trabalhador por conta própria	34	67.6	.621	0.182 - 2.117	.447
Funcionário público	11	54.5	.682	0.109 - 4.269	.683
Agricultor	2	50.0	.208	0.010 -4.168	.304
Condutor	2	100.0	NC		.999
Formação académica mais elevada qualificação					
SSCE/WAEC	122	38.5	Referente		
Escola islâmica	19	84.2	1.212	0.267 -5.498	.803
Diploma	29	69.0	1.895	0.495 -7.529	.351
Grau	30	66.7	1.429	0.397 -5.152	.585
História de abuso de codeína					
Sim	101	84.2	27.679	11.219 -68.287	< 0.001
Não	100	19.0	Referente		

Tabela 5.4: Análise de regressão multivariada do tempo de reação lento do Arduino nos indivíduos com antecedentes de abuso de codeína

(Modelo 2)

Variável	N	OU			valor p
		% com tempo de reação lento do Arduino		95 % CI	
Idade					
13 - 19	1	100	NC		
20 - 30	84	89.3	Referente		
31- 40	16	68.8	0.014	0.000 - 0.723	0.034

Tabela 5.5: Análise multivariada do tempo de reação lento do Arduino entre grupos sem história de abuso de codeína

(Modelo 3)

Variável	N	OU			valor p
		% com tempo de reação lento do Arduino		95 % IC	
Género					
Feminino	12	41.7	10.858	1.815 - 64- 951	0.009
Masculino	88	18.2	Referente		

5.4   Discussões

Vários estudos relataram o efeito do abuso de drogas no tempo de reação. No entanto, não foram comunicados estudos específicos sobre o efeito do abuso de xarope para a tosse contendo codeína (CCCS) no tempo de reação. Os processos cognitivos são normalmente inferidos a partir de dados comportamentais como o tempo de reação e a precisão (Van *et al.*, 2012). Por conseguinte, os estudos de TR são basicamente utilizados para inferir a rapidez com que a informação está a ser processada no SNC, pelo que é necessário um sistema sensorial intacto, um processamento cognitivo e um desempenho motor para relacionar um evento mental com uma medida física. Um TR lento é um índice indicador de distorção do sistema sensorial, cognitivo e motor do SNC.

A maioria dos inquiridos era do sexo masculino, constituindo cerca de 92,5% da população total do estudo de duzentos e um (201), e difere significativamente entre os grupos de tratamento e de controlo. Verificam-se maiores tendências de história de abuso de codeína no género masculino, o que está de acordo com as conclusões de Sweileh *et al.,* (2004) e Tetrault *et al.,* (2007), que referem que o abuso de codeína é maior no género masculino, no entanto, as conclusões do estudo realizado por Nielsen *et al.,* (2011) revelaram que se verificam maiores tendências de história de abuso de codeína no género feminino do que no masculino. Cerca de 87% da população do estudo tinha entre 20 e 30 anos e era maioritariamente constituída por estudantes, o que está de acordo com os estudos realizados por Sweileh *et al.,* (2004) e Fischer *et al.,* (2013), mas não está de acordo com os resultados de Francis *et al.,* (2005), que referiram que as tendências de abuso de xarope para a tosse contendo codeína são elevadas entre a população mais idosa. E a maioria dos inquiridos é titular de um Certificado de Estudos Superiores (SSCE), com uma percentagem considerável de trabalhadores por conta própria (Tabela 5.1).

A MART dos indivíduos com historial de abuso de codeína é de 805. 31 mseg, o que é significativamente mais elevado do que o MART de 542,40 mseg dos indivíduos sem historial de abuso de codeína, o que prevê um RT mais lento nos indivíduos com historial de abuso de codeína. O ART é mais lento nas mulheres do que nos homens. Os factores sociodemográficos e as variáveis selecionadas, como o sexo, a idade, a profissão, o nível mais elevado de habilitações literárias e a história de abuso de outras substâncias, revelaram estatisticamente uma diferença significativa entre os grupos com história de abuso de codeína e os grupos sem história de abuso de codeína. No entanto, o abuso de outras substâncias como a canábis, o tramadol, o flunitrazepam e o método de consumo podem ter contribuído para a lentidão da TARV dos grupos com historial de abuso de codeína (Quadro 5.2).

Dentre os fatores que se correlacionam com o tempo de reação lento, apenas o sexo feminino (valor de p = 0,042, Odd ratio = 3,837, Intervalo de Confiança de 95%: 1,049 - 14. 040) e o histórico de abuso de codeína que apresentaram uma diferença significativa de valor de p < 0,05, portanto, predizendo a ocorrência de ART lento. Indivíduos com história de abuso de codeína estão 27,69 vezes mais em risco de ART lento. Além disso, o género feminino corre um risco 3,837 vezes maior de ter um ART lento em comparação com os seus homólogos masculinos. Isto sugere que o género feminino e o historial de abuso de codeína são ambos factores implicados no IR lento. Isto implica que o TR mais lento observado no género feminino pode resultar de uma perturbação do sistema nervoso central (SNC) provavelmente causada pelo efeito da história de abuso de codeína. Por conseguinte, a hipótese nula é rejeitada, uma vez que existe uma diferença significativa entre os grupos com antecedentes de abuso de codeína e os grupos sem antecedentes de abuso de codeína (Tabela 5.3).Depois de isolar os potenciais factores contribuintes que podem aumentar o ART, a idade (31 - 40 anos, constituindo 68,8% do ART lento) é o único fator que apresentou uma diferença significativa de valor p < 0,05, o que prevê que os indivíduos abaixo desta faixa etária têm menos probabilidades de sofrer de baixa produtividade e de ter uma cognição deficiente quando comparados com as outras faixas etárias. Isto sugere que o ART lento pode não ser um efeito resultante do abuso de CCCS, mas pode ser uma correlação entre a idade e o ART (Quadro 5.4).Entre os grupos sem história de abuso de codeína, o sexo feminino (valor de p = 0,009) tem um TR mais longo (TR lento), constituindo cerca de 41,7% com um rácio ímpar de 10,858, prevendo o risco adicional de exposição a um tempo de reação mais lento no sexo feminino do que no masculino. No entanto, os resultados estão em conformidade com as conclusões de Engel (1972), que referiu que o tempo de reação ao som é mais lento no sexo feminino do que no masculino. Muitos outros estudos concluíram que o tempo de reação é mais lento no sexo feminino do que no masculino. No entanto, tendo em conta a percentagem de voluntárias (inquiridas) que participaram neste estudo, não é suficiente concluir que o tempo de reação é mais lento no género feminino, apesar de haver literatura disponível que o apoia. Por conseguinte, este facto reflecte-se como uma das limitações do presente estudo (Tabela 5.5).

Conclusões

Os indivíduos com antecedentes de abuso de CCCS são mais propensos a um ART lento do que os que não têm antecedentes de abuso de CCCS, o que sugere uma deficiência cognitiva e do sistema nervoso central que pode causar uma baixa produtividade numa comunidade.

A história de abuso de CCCS foi prevalente entre os indivíduos jovens e o género masculino foi altamente implicado. Por conseguinte, o ART lento está correlacionado com o historial de abuso de CCCS.

Recomendações

- Devem ser realizados mais estudos sobre o tempo de reação do Arduino para avaliar o efeito da codeína na cognição.

- O género masculino constituiu a proporção de percentil mais elevada deste estudo, pelo que estudos futuros devem incluir uma proporção igual de ambos os géneros.

- Outros estudos devem conter informações pormenorizadas e abrangentes sobre os não consumidores de CCCS, a fim de melhorar a comparação dos potenciais factores que podem influenciar o tempo de reação à codeína.

- A dimensão da amostra deve ser suficientemente grande para incluir mais variáveis, de modo a permitir uma generalização científica.

- Devem ser tidos em conta os critérios de inclusão e exclusão para validar os questionários utilizados.

- O dispositivo Arduino deve ser melhorado de modo a poder ser fiável para utilização na NDLEA para detetar indivíduos com antecedentes de toxicodependência.

Referências

Almarsdóttir, A. B. e Grímsson, A. acesso . Scandinavian Journal of Public Health, 28(4), 270274. doi: 10.1177/14034948000280041001

Allotey, P., Reidpath, D. D., e Elisha, D. (2004). Social Medication and the Control of Children: A Qualitative Study of Over-the-Counter Medication Among Australian Children. Pediatrics 114(3), e378-383. doi: 10.1542/peds.2004-0759.

Anderson, B. J. (2013). É o adeus à codeína? *Arquivos de Doenças na Infância*, 98(12), 986988.

Amato, J. N., Sullivan, M., Lelong-Boulouard, V., Paillet-Looilier, M., Berthelon, C., Coquerel, A., Bocca, M. L. (2013). Efeitos de três anestesias, 20, 183-194. doi:10.1111/j.1460-9592.2009.03234.x _ 2010

Arora, S., e Herbert, M. E. (2001). Mito: a codeína é um analgésico poderoso e eficaz. *Western Journal of Medicine*, 174(428).

Bachs, L., Skurtveit, S., e M0rland, J. (2003) Codeine and clinical impairment in samples in which morphine is not detected. European Journal of Clinical Pharmacology, 58(12), 785789.

Badwe, N., Patil K.B.,Yeiam S.B., Vikhe B.B.Vatve M.S, Um estudo comparativo do tempo de reação da mão a estímulos visuais em estudantes de 1st MBBS da faculdade de medicina rural. Pravara Med Rev. 2012;4:4-6.

Baayen,H. E Millin, P. Analyzing Reaction Time. Revista Internacional de Investigação Psicológica. Vol.3, no.2,pp,1-27,2010.

Band, C. J., Band, P. R., Deschamps, M., Besner, J. G, e Coldman, A. J. (1994). Human pharmacokinetic study of immediate-release (codeine phosphate) and sustained-release (codeine Contin) codeine. *Journal of Clinical Pharmacology*, 34(9), 938-943.

Bellis, C.J. (1933). Tempo de reação e idade cronológica. Actas da Sociedade de Biologia Experimental e Medicina.30:801

Bellville, J. W., e Seed, J.C. (1968), A comparison of the respiratory depressant effects of detropropoxyphene and codeine in man. Clinical Pharmacology and Therapeutics, 9(4), 428-434.

Blakley, B.W., e Schilling, H. (2008). Surdez associada ao abuso de paracetamol e codeína. American Journal of Otolaryngology, 37(4), 507- 509.

Brebner, J. T. e A. T. Welford. 1980. Introduction: an historical background sketch. Em A. T. Welford (Ed.), Reaction Times. Academic Press, Nova Iorque, pp. 1-23.

Buckeridge, D., Huang A., Hanley, J., Kelome, A., Reidel, K., Verma, A.,...Tamblyn, R. (2010). Risco de lesão associado ao uso de opióides em adultos mais velhos. *Jornal da Sociedade Americana de Geriatria,* 58(9), 1664-70.

Campbell, W. (2006). Tratamento medicamentoso adequado da dor ligeira a moderada. *Prescriber*, 17(18), 28-38.

Cartabuke, R. S., Tobias, J. D., Taghon, T., e Rice, J. (2014). Práticas atuais em relação à administração de codeína entre pediatras e subespecialistas em pediatria. *Pediatria Clínica*, 53(1), 26-30. doi: 10.1177/0009922813498151

Cascarbi, I. (2003). Farmacogenética do citocromo P4502D6: antecedentes genéticos e implicações clínicas. *European Journal of Clinical Investigation*, 33 (Suppl 2), 17-22.

Chang, C. C., Cheng, A. C., e Chang, A. B. (2012). Medicamentos de venda livre (OTC) para reduzir a tosse como adjuvante de antibióticos para pneumonia aguda em crianças e adultos. *Base de dados Cochrane de revisões sistemáticas*. Edição 2. Art. No.: CD006088. doi: 10.1002/14651858.CD006088.pub3.

Chew, M., White, J., Somogyi, A., Bochner, F., e, e Irvine, R. (2001). A abstinência precipitada após a administração de codeína depende do genótipo CYP. *European Journal of Pharmacology*, 425(3), 159 -164.

Compton, W. M., e Volkow, N. D. (2006b). Abuse of prescription drugs and the risk of addiction (Abuso de medicamentos sujeitos a receita médica e risco de dependência). Drug and Alcohol Dependence 83(Suppl 1),   S4-S7 . doi:10.1016/j.drugalcdep.2005.10.020.

Darnall, B. D., Stacey, B. R., e Chou, R. (2012). Riscos médicos e psicológicos e consequências da terapia opióide de longo prazo em mulheres. *Medicina da Dor*, 13, 1181-1211.

David Kushner (26 de outubro de 2011). A criação do Arduino.IEE Spectrum

Davranche, K., M. Audiffren, e A. Denjean. 2006. A distributional analysis of the effect of physical exercise on a choice reaction time task. Journal of Sports Sciences 24(3): 323330.

Derry, S., Karlin, S. M., e Moore, R. A. (2013). Dose única de ibuprofeno oral mais codeína para dor pós-operatória aguda em adultos. A Base de Dados Cochrane de Revisões Sistemáticas, Edição 3. Art. No.: CD010107. doi: 10.1002/14651858.CD010107.pub2.

Donders, F. C. 1868. On the speed of mental processes. Traduzido por W. G. Koster, 1969. Ata Psychologica 30:

Engel, B. T. P. R. Thorne, e R. E. Quilter, 1972. On the relationship among sex, age, response mode, cardiac cycle phase, breathing cycle phase, and simple reaction time (Sobre a relação entre sexo, idade, modo de resposta, fase do ciclo cardíaco, fase do ciclo respiratório e tempo de reação simples). Journal of Gerontology 27: 456-460.

Elwood, W. N. (2001). Sticky Business: Patterns of Procurement and Misuse of Prescription Cough Syrup in Houston (Padrões de aquisição e utilização indevida de xarope para a tosse com receita médica em Houston). Journal of Psychoactive Drugs, 33(2), 121-33.

Forman, R. F., Woody, G.E., McLellan, T., e Lynch, K. G. (2006). The availability of web sites offering to sell opioid medications without prescriptions The American Journal of Psychiatry, 163(7), 1233-1238.

Francis, S. A., Barnett, N., e Denham, M. (2005). Mudança de medicamentos sujeitos a receita médica para o estado de venda livre: será uma coisa boa para os idosos? *Drugs Aging,* 22(5), 361-370.

Fredheim, O. M. S., Skurtveit, S., Moroz, A., Breivik, H., e Borchgrevink, P. C. (2009).

Padrão de prescrição de codeína para a dor não maligna: um estudo farmacoepidemiológico da Norwegian Prescription

Galton, F. 1899. Sobre instrumentos para (1) testar a perceção de diferenças de tonalidade e para (2) determinar o tempo de reação. Journal of the Anthropological Institute 19: 27-29.

Gerdes, A. B. M., G. W. Alpers e P. Pauli. 2008. When spiders appear suddenly: spider-photic patients are distracted by task-irrelevant spiders. behaviour Research and Therapy 46(2): 174-188.

Glover, D., Amonkar, M., Rybeck, B. F, e Tracey, T. S. (2003). Prescrição, venda livre e utilização de medicamentos à base de plantas numa população obstétrica rural.

Goldsack, C., Scuplak, S. M., e Smith, M. (1996). A double-blind comparison of codeine and morphine for postperative analgesia following intracranial surgery. *Anaesthesia,* 51(11), 1029-1032.

Haladu, A.A, (2003) Outreach Strategies for Curbing Drug Abuse among out of school youths in Nigeria: A Challenge for Community Based Organisation (CBOS) in Garba (ed) youth drug abuse in Nigeria Strategies for counselling, management and control. s

Hernandez, O. H., M. Vogel-Sprott, e V. I. Ke-Aznar. 2007. O álcool prejudica a componente cognitiva do tempo de reação a um estímulo omitido: uma replicação e uma extensão. Journal of Studies on Alcohol and Drugs 68(2): 276- 282.

Hick, W. E. 1952. On the rate of gain of information. Quarterly Journal of Experimental Psychology 4: 11-26.

Iedema, J. (2011). Cautions with codeine (Cuidados com a codeína). *Australian Prescriber,* 34(5), 133-135.

Kelly, L. E., e Madadi, P. (2012). Existe um papel para o monitoramento terapêutico de medicamentos com codeína? *Therapeutic Drug Monitoring,* 34(3), 249-256.

Kemp, B. J. 1973. Tempo de reação de indivíduos jovens e idosos em relação à privação perceptiva e à condição de sinal ligado versus sinal desligado. Developmental Psychology 8: 268-272.

Kennedy, D. (2011). Analgesics and pain relief in pregnancy and breastfeeding (Analgésicos e alívio da dor na gravidez e amamentação). *Australian Prescriber, An Independent Review,* 34, 8-10.

Laming, D. R. J. 1968. Information Theory of Choice-Reaction Times. Academic Press, Londres.

Luce, R. D. 1986. Tempos de resposta: Their Role in Inferring Elementary Mental Organization.

Oxford University Press, Nova Iorque.

Lorist, M. M. e J. Snel. 1997. Efeitos da cafeína nos processos perceptivos e motores. Eletroencefalografia e Neurofisiologia Clínica 102(5): 401-414.

MacDonald, N., e. MacLeod, S. M. (2010). Chegou a altura de eliminar gradualmente a codeína? *Jornal da Associação Médica Canadiana, 182*(17), 1825-1825. doi:10.1503/cmaj.101411

Madadi, P., Koren, G., Cairns, J., Chitayat, D., Gaedigk, A., Leeder J. S.,...Aleksa, K. (2007). Safety of codeine during breastfeeding: fatal morphine poisoning in the breastfed neonate of a mother prescribed codeine. *Canadian Family Physician, 53*(1), 33-35.

Madadi, P., Ciszkowski, C., Gaedigk, A., Leeder, J. S., Teitelbaum, R., Chitayat, D., e Koren G. (2011). Transmissão genética do metabolismo ultrarrápido do citocromo P450 2D6 (CYP2D6): Implicações para as mulheres que amamentam e tomam codeína. *Current Drug Safety, 6*(1), 36-39.

Madadi, P., e Koren, G. (2008). Pharmacogenetic insights into codeine analgesia: implications to pediatric codeine use. *Pharmacogenomics, 9*(9), 1267-1284

Mattoo, S. K., Basu, D., Sharma, A., Balaji, M., e Malhotra, A. (1997). Abuse of codeine containing cough syrups: a report from India (Abuso de xaropes para a tosse contendo codeína: um relatório da Índia). Addiction, 92(12), 1783-1787.

McEwan, A., Sigston, P. E., Andrews, K. A., Hack, H. A., Jenkins, A. M., May, L.,... MacKersie, N. (2000). A comparison of rectal and intramuscular codeine phosphate in children following neurosurgery. *Paediatric Anaesthesia, 10*(2), 189-193.

McGrath, A., Crome, P., e Crome, I. B. (2005). Uso indevido de substâncias na população idosa. *Postgraduate Medical Journal, 81*, 228-231. doi: 10.1136/pgmj.2004.023028

Agência Reguladora de Medicamentos e Produtos de Saúde. (2013). Codeína para analgesia: uso restrito em crianças devido a relatos de toxicidade da morfina. *Atualização da Segurança dos   Medicamentos,*   6:12. Recupe rado de http://www.mhra.gov.uk/Safetyinformation/DrugSafetyUpdate/CON296400.

Mellis, M, Spigga,S, e Mcro,D,(2005).The dopamine Hypothesis of drug Addiction:Hypo-dopaminergic state,Int.Rev.Neurobiol.,63,101-154

Miller, J. O. e K. Low. 2001. Motor processes in simple, go/no-go, and choice reaction time tasks: a psycho physiological analysis. Journal of Experimental Psychology: Human Perception and Performance 27: 266.

Moore, J. (2008). Drugs in Focus - policy briefing. *Drugnet Ireland, 26*, 29-30.

Instituto Nacional de Saúde e Excelência Clínica (NICE). (2010). Analgesia - dor ligeira a moderada. Retrieved from *http://cks.nice.org.uk/analgesia-mild to-moderate-pain*

Instituto Nacional de Saúde e Excelência Clínica (NICE). (2013). Cuidados paliativos para o cancro - Dor. Retirado de http://cks.nice.org.uk/palliative-cancer-care-pain

Newton David (2015). Abuso de drogas de prescrição; um manual de referência. ABC - CLIO. P.20. ISBN 978-1-4408-3979-5.

Nickerson, R. S. 1972. Tempos de reação de classificação binária: A review of some studies of human information- processing capabilities. Psychonomic Monograph Supplements 4: 275-318.

Nielsen, S., Cameron, J., e Pahoki, S. (2010). Over the Counter Codeine Dependence (Dependência de Codeína de Venda Livre). Melbourne, Austrália: Centro de Drogas e Álcool Turning Point.

Nielsen, S., Bruno, R., Lintzeris, N., Fischer, J., Carruthers, S., Stoové, M. (2011). Analgésicos opiáceos farmacêuticos e dependência de heroína: Como é que os clientes que procuram tratamento diferem na Austrália? Drug and Alcohol Review, 30(3), 291-299. doi: 10.1111/j.1465-3362.2011.00302.

Odejidde, A,O, (2000). Investigação, prevenção e tratamento do abuso de álcool e drogas na Nigéria

Oshikoya,K,A, e Alli (2006). Perceção do abuso de drogas entre os estudantes nigerianos. World Journal of medical Sciences1 (2), 133- 139.

Philip, P., J. Taillard, P. Sagaspe, C. Valtat, M. Sanchez-Ortuno, N. Moore, A. Charles, e B. Bioulac. 2004. Age, performance, and sleep deprivation (Idade, desempenho e privação de sono). Journal of Sleep Research 13(2): 105-110.

Problema e Perspectivas Apresentação de um artigo na conferência do 10oth aniversário do CRISA JOS.

Orriols, L., Gaillard, J., Lapeyre-Mestre, M., e Roussin, A. (2009). Avaliação do abuso e da dependência de medicamentos utilizados para automedicação: Um estudo piloto farmacoepidemiológico baseado nas farmácias comunitárias em França. Drug Safety, 32(10), 859-873.

Reed, P. e M. Antonova. 2007. Interference with judgments of control and attentional shift as a result of prior exposure to controllable and uncontrollable feedback. Learning and Motivation 38(3): 229-242.

Reynolds, E. W., Riel-Romero, R. M., e Bada, H. S. (2007). Síndrome de abstinência neonatal e enfarte cerebral após uso de codeína materna durante a gravidez. *Clinical Paediatrics, 46*(7), 639-645. doi: 10.1177/0009922807300795

Roumie, C. L. e M. R. Griffin (2004). Analgésicos de venda livre em adultos mais velhos. *Drugs and Aging, 21*(8), 485-498.

Seaton, S., Reeves, M., e McLean, S. (2007). Oxycodone as a component of multimodal analgesia for lactating mothers after Caesarean section: Relações entre plasma materno, leite materno e níveis plasmáticos neonatais. *Australian and New Zealand Journal of Obstetrics and Gynaecology, 47*(3), 181-185.

Science Daily (março de 2010) - "Desvendando o maior segredo da papoila do ópio: genes que produzem codeína e morfina".

Semple, D., Russel, S., Doyle, E., e Aldridge, L.M. (1999). Comparison of morphine sulphate and codeine phosphate in children undergoing adenotonsillectomy. *Paediatric Anaesthesia, 9*(2), 135-138.

Shah, C., Gokhale P.A e Metha H.B. (2010). Efeito da utilização do telemóvel no tempo de reação. Al- Ameen Journal of Medical Science, Vol.3, no.2,pp,160-164.

Singleton, W.T. (1953). Deterioração do desempenho na tarefa motora perceptiva de curto prazo. Em W.F. Floyd e A.T. Welford (Eds), Symposium on Fatigue. H.k. Lewis and co., Londres, pp.163 - 172.

Somogyi, A. A., Barratt, D. T., e Coller, J. K. (2007). Pharmacogenetics of opioids. *Clinical Pharmacology and Therapeutics, 81*(3), 429-444.

Sproule, B. A., Busto, U. E., Somer, G., Romach, M. K., e Sellers, E. M. (1999). Caraterísticas dos utilizadores regulares dependentes e não dependentes de codeína. *Journal of Clinical Psychopharmacology, 19*(4), 367-372.

Sternberg, S. 1969. Memory scanning: Mental processes reSSvealed by reaction time experiments. American Scientist 57: 421-457.

Stoneham, M. D., e Walters, F. J. (1995). Analgesia pós-operatória para pacientes com craniotomia: atitudes actuais dos neuroanestesistas. *European Journal of Anaesthesiology, 12*(6), 571-575.

Sweileh, W. M., Arafat, R. T., Al-Khyat, L. S., Al-Masri, D. M., & Jaradat, N. A. (2004). A pilot study to investigate over-the-counter drug abuse and misuse in Palestine (Um estudo piloto para investigar o abuso e o uso indevido de medicamentos de venda livre na Palestina). Saudi Medical Journal, 25(12), 2029-2032.

Sylva N.I.(2010). Um novo tipo de toxicodependência. http://www.kowaparty.org/blog/authors/126 Aceite em 21 de março,2016.

Tetrault, J. M, Desai, R. A., Becker, W. C., Fiellin, D. A., Concato, J., & Sullivan J. E. (2007). Gender and non-medical use of prescription opioids: results from a national US survey. Addiction, 103, 258-268. doi:10.1111/j.1360-0443.2007.02056.Therapeutic doses of codeine/paracetamol on driving performance, a psychomotor vigilance test, and subjective feelings. Psychopharmacology, 228(2), 309-320.

Tremlett, M., Anderson, B. J., e Wolf, A. (2010). Debate pró-contra: a codeína é um medicamento que ainda tem um papel útil na prática pediátrica? Pediatria

Umar A.G.(2010) The Mace Voice of Democracy; Abuse of Syrup with codeine. http://www.maceonline.com/bub/index.php Acesso em 21 de março de 2016.

UNODC, (2005). Comité de Peritos da Organização Mundial de Saúde sobre Drogas que Produzem Dependência. Décimo quarto relatório Urban Adolescent Child Development, 61,2032-2046.

Van Ede F.,de Lange F.P., and Maris E. Attentional cues affect Accuracy and Reaction time via different cognitive and neural processes. The Journal of Neuroscince, Vol.32, n0.30, pp, 10408- 10412.2012.

Wang, K. H., Becker, W., e Fiellin, D. A. (2013). Prevalência e correlações para o uso não médico de opióides prescritos entre residentes urbanos e rurais. Dependência de Drogas e Álcool, 127, 156-162. doi; http://dx.doi.Org/10.1016/j.drugalcdep.2012.06.027

Welford, A.T. 1968. Fundamentals of Skills. Menthuen, Londres.

Weford, A.T. 1977. Desempenho motor. Em J.E. Birren e K.W Schaie (Eds). Handbook of Psychology of Aging. Van Nostrand Reinhold, Newyork, PP. 450 - 496.

Welford, A. T. 1980. Choice reaction time: Conceitos básicos. Em A. T. Welford (Ed.), Reaction Times. Academic Press, Nova Iorque, pp. 73-128.

Williams, D. G., Patel, A., e Howard, R. F. (2002). Pharmacogenetics of codeine metabolism in an urban population of children and its implications for analgesic reliability *British Journal of Anaesthesia,* 89(6), 839-45.

Williams, D. (2005) Medication overuse headache. Australian Prescriber, 28, 143-145.

Zhou, S. (2009). Polimorfismo do citocromo P450 2D6 humano e seu significado clínico. Parte 1. *Clinical Pharmacokinetics, 48*(11), 689-723. doi: 10.2165/11318030-000000000-00000.

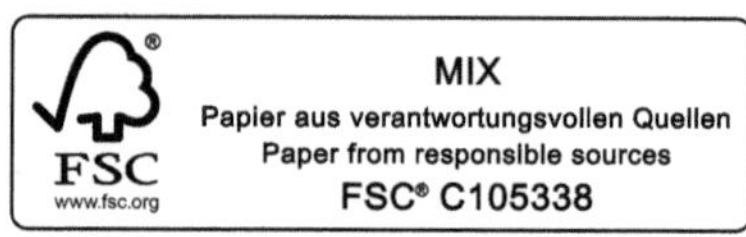

Printed by Books on Demand GmbH, Norderstedt / Germany